守护生命 "救"在身边

——青少年篇

编 著　魏丽丽　韩　晶　王艳辉

科学出版社

北　京

内 容 简 介

本书以图文的形式介绍了青少年在生活中常用的自救、急救的原则知识和技术，包括心肺复苏术、海姆立希手法、创伤现场急救技术、常见急症和意外伤害的急救和预防措施，以及灾难事故后的心理援助。本书设计新颖独特，生动有趣，科普性强，适合青少年阅读和学习急救知识，可作为急救培训的指导用书。

图书在版编目（CIP）数据

守护生命 "救"在身边. 青少年篇 / 魏丽丽，韩晶，王艳辉编著.
—北京：科学出版社，2021.7
ISBN 978-7-03-069206-1

Ⅰ.①守… Ⅱ.①魏…②韩…③王… Ⅲ.①急救—青少年读物
Ⅳ.① R459.7-49

中国版本图书馆 CIP 数据核字 (2021) 第 111782 号

责任编辑：李 玫 郝文娜 / 责任校对：张 娟
责任印制：赵 博 / 封面设计：龙 岩

科 学 出 版 社 出版

北京东黄城根北街 16 号
邮政编码：100717
http://www.sciencep.com

三河市春园印刷有限公司印刷

科学出版社发行 各地新华书店经销

*

2021 年 7 月第 一 版 开本：787×1092 1/16
2021 年 7 月第一次印刷 印张：4
字数：80 000

定价：48.00 元
（如有印装质量问题，我社负责调换）

前　言

在现代社会飞速发展的同时，灾害事故、意外伤害、心脑血管疾病也呈上升趋势。当急危重症伤害发生时，急救的黄金时间往往只有短短的几分钟，专业救护人员很难到达。医务人员拥有急救的技术和设备，却没有急救的黄金时间，而目击者虽拥有最宝贵的黄金时间，但往往缺乏急救技能。许多急症和重伤病人抢救失败是因为目击者不懂急救方法，呼救、等待期间没有进行施救或做了错误的紧急处理。因此"第一响应人"的群体培训是社会发展和进步的需要。

意外伤害一直以来是青少年伤残和死亡的首要原因，随着现代生活节奏的加快，生活习惯的改变，心脑血管急症也有向青少年群体蔓延的趋势。青少年健康素养和急救意识亟待提高，青少年群体以在校学生为主，2020年统计全国各级各类学校在校生为2.89亿，普及急救知识任重道远。针对青少年的特点，我们编著了《守护生命　"救"在身边——青少年篇》，旨在促进青少年树立安全避险意识，通过培训和学习掌握常见急症和意外伤害的急救技术，提高自救与互救能力。

本书通过图文结合的形式，介绍了急救、自救的原则和技术，包括心肺复苏术、海姆立希手法、创伤现场急救技术、常见急症和意外伤害的急救和预防措施，以及灾难事故后的心理援助。

本书设计新颖，生动有趣，实用性强，可供广大青少年阅读和学习急救知识，作为青少年急救培训的指导用书。在危急时刻，时间就是生命，珍惜生命从学习急救开始！本书以智慧树慕课"急救与自救"为基础，建议读者注册学习，只有掌握了正确的急救方法，才能在危险来临时进行急救和自救。欢迎学校或团体联系我们进行线下和线上的急救培训。

在编著过程中，我们得到了急诊医学、护理方面专家的指导和帮助，在此表示感谢，恳请广大读者提出宝贵意见，以便我们进一步改进和修正。

魏丽丽　教授

青岛大学附属医院

2021 年 5 月

目 录

一、人人学急救，急救为人人

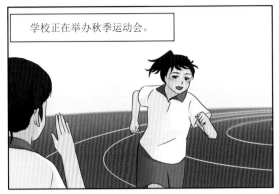

学校正在举办秋季运动会。

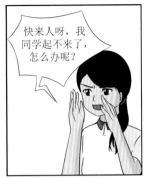

快来人呀，我同学起不来了，怎么办呢？

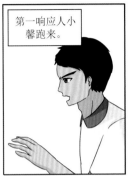

第一响应人小馨跑来。

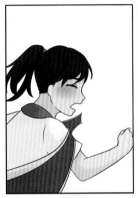

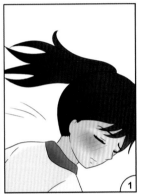

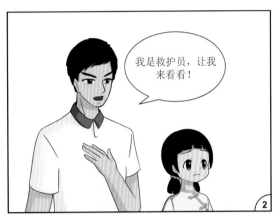

我是救护员，让我来看看！

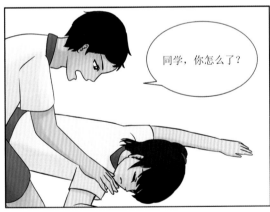

同学，你怎么了？

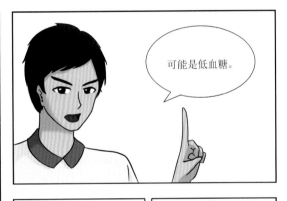

可能是低血糖。

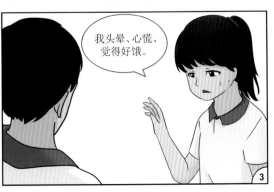

我头晕、心慌、觉得好饿。

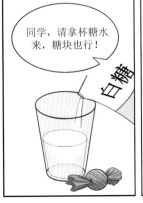

同学，请拿杯糖水来，糖块也行！

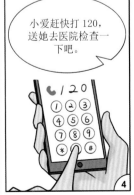

小爱赶快打120，送她去医院检查一下吧。

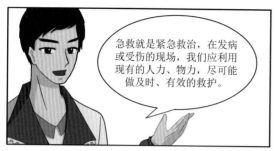

急救就是紧急救治，在发病或受伤的现场，我们应利用现有的人力、物力，尽可能做及时、有效的救护。

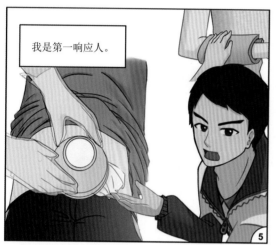

我是第一响应人。

5

1 心搏骤停

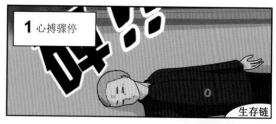

生存链

2 第一响应人发现并呼救

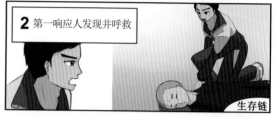

生存链

3 立即进行心肺复苏

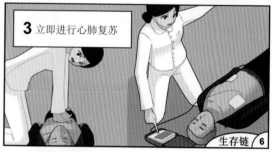

生存链 6

4 紧急调度

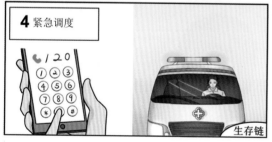

生存链

5 120 急救人员到达

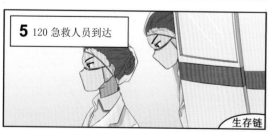

生存链

6 急诊科医生和护士共同为抢救生命进行有序的工作

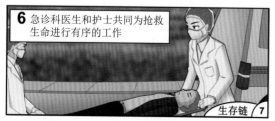

生存链 7

早期呼救、早期心肺复苏、早期除颤、早期高级生命支持和心搏骤停后的综合治疗是五个相互联系的环节。

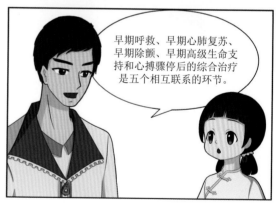

珍惜生命，从学习急救开始！

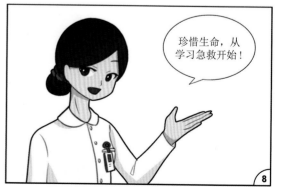

8

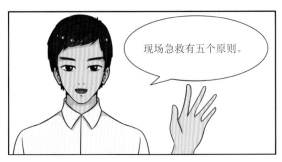

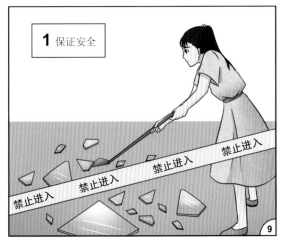

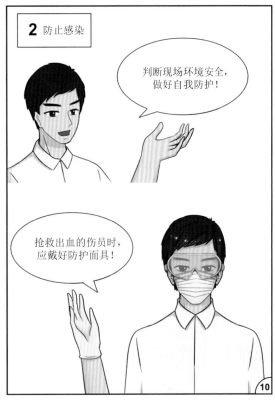

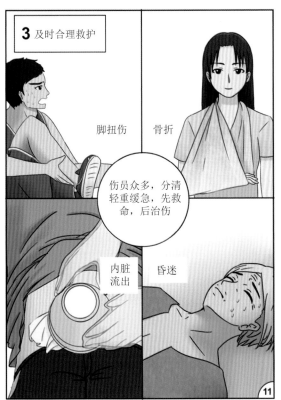

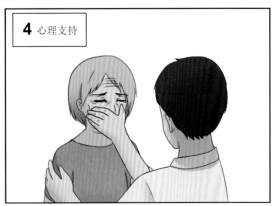

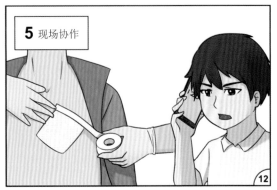

当遇到伤病员时应该如何进行急救呢？跟我来学习吧！

1 D（Danger）评估环境

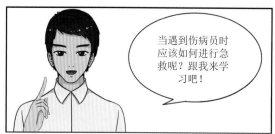
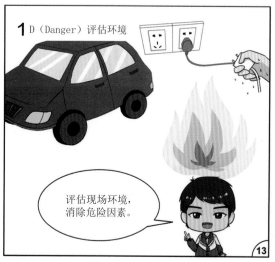

评估现场环境，消除危险因素。

2 R（Response）检查反应

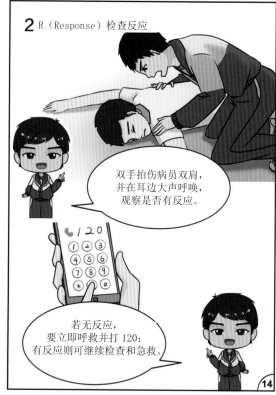

双手拍伤病员双肩，并在耳边大声呼唤，观察是否有反应。

若无反应，要立即呼救并打120；有反应则可继续检查和急救。

3 A（Airway）检查气道

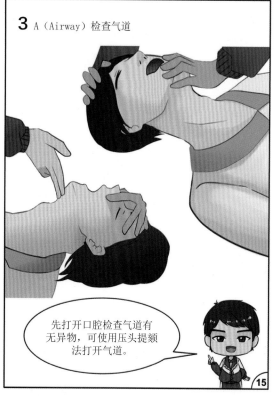

先打开口腔检查气道有无异物，可使用压头提颏法打开气道。

4 B（Breathing）检查呼吸

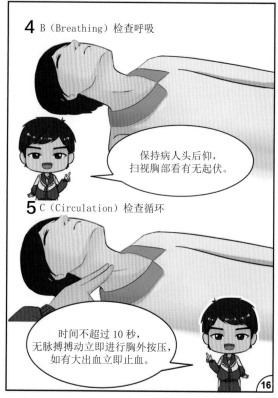

保持病人头后仰，扫视胸部看有无起伏。

5 C（Circulation）检查循环

时间不超过10秒，无脉搏搏动立即进行胸外按压，如有大出血立即止血。

6 D（Disability）检查神经系统状态

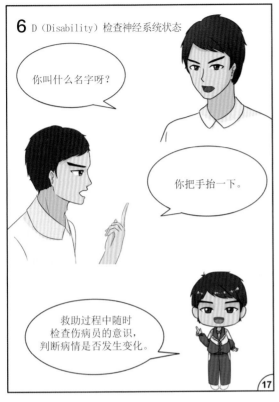

你叫什么名字呀?

你把手抬一下。

救助过程中随时检查伤病员的意识,判断病情是否发生变化。

7 E（Exposure）全面检查伤情

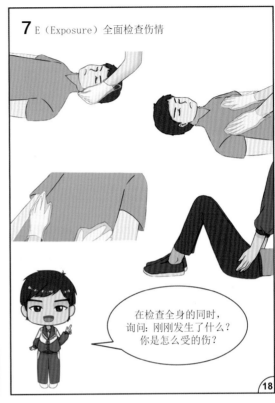

在检查全身的同时,询问: 刚刚发生了什么? 你是怎么受的伤?

8 F（Fast TS） 快速查体并紧急处置出现的严重情况

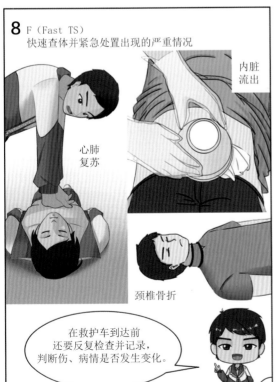

内脏流出

心肺复苏

颈椎骨折

在救护车到达前还要反复检查并记录,判断伤、病情是否发生变化。

9 G（GoGoGo） 使用适当工具搬运上车。

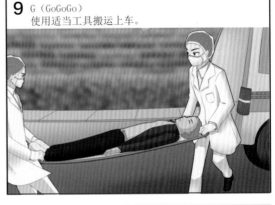

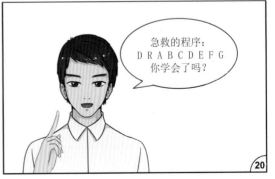

急救的程序: D R A B C D E F G 你学会了吗?

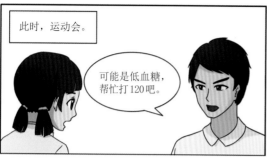

此时，运动会。

可能是低血糖，帮忙打120吧。

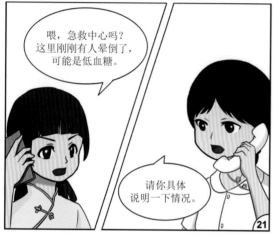

喂，急救中心吗？这里刚刚有人晕倒了，可能是低血糖。

请你具体说明一下情况。

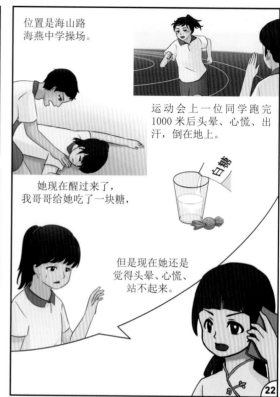

位置是海山路海燕中学操场。

运动会上一位同学跑完1000米后头晕、心慌、出汗，倒在地上。

白糖

她现在醒过来了，我哥哥给她吃了一块糖，

但是现在她还是觉得头晕、心慌、站不起来。

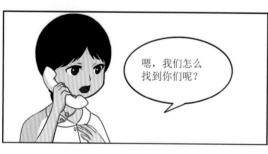

嗯，我们怎么找到你们呢？

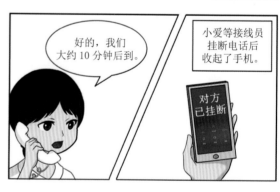

好的，我们大约10分钟后到。

小爱等接线员挂断电话后收起了手机。

对方已挂断

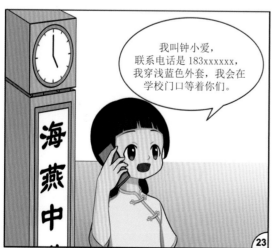

我叫钟小爱，联系电话是183xxxxxxx，我穿浅蓝色外套，我会在学校门口等着你们。

海燕中

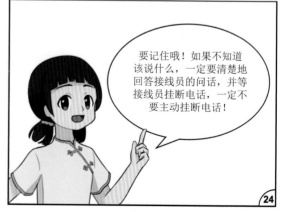

要记住哦！如果不知道该说什么，一定要清楚地回答接线员的问话，并等接线员挂断电话，一定不要主动挂断电话！

急救

"救" 在身边，小爱提醒：

第一响应人

经过急救培训，在事故现场为突发伤害、危重疾病的伤病员提供紧急救护的人。

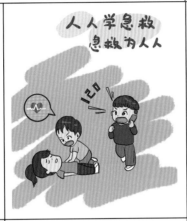

什么是急救

急救就是紧急救治。当我们遭受意外伤害或者突发疾病的时候，在专业医务人员到达之前，目击者和伤病者本人尽可能利用当地所有的人力、物力所做的一些初步、及时、有效的救护措施。

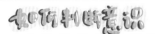

如何判断意识

意识不清　拍打、喊叫　轻微刺激无反应

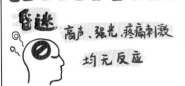

昏迷　高声、强光、疼痛刺激　均无反应

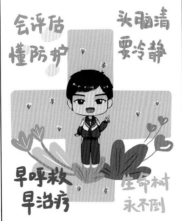

会评估　头脑清
懂防护　要冷静

早呼救
早治疗

生命树
永不倒

如何判断意识

意识清　能正确回答问题
听指令行动

我叫王小明 ✓
有点痛，但能站起

意识模糊　能回答简单问题
但比较混乱

1+1=2
7+7=5 ✗

生存链

早期呼救、早期心肺复苏（CPR）、早期除颤、早期高级生命支持和心搏骤停后的综合治疗

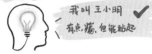

CPR生存链！

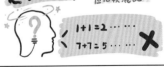

"非专业施救者"

呼救　心肺复苏　电除颤　急救医疗　高级生命支持

"专业救治"

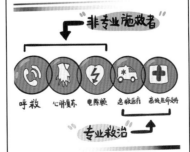

注意事项

检查呼吸脉搏的时间不超过10秒！非医务人员如发现伤病员没有呼吸，可不检查脉搏，立即施行心肺复苏。在拍打呼叫无反应的情况下也可立即进行胸外按压！操作时要注意伤病员的反应，如有呻吟、活动等立即停止。

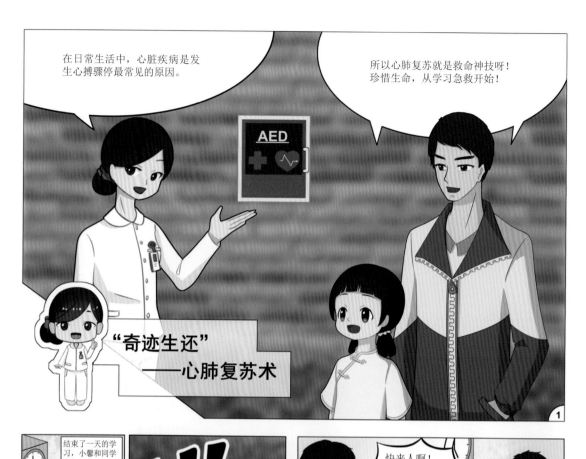

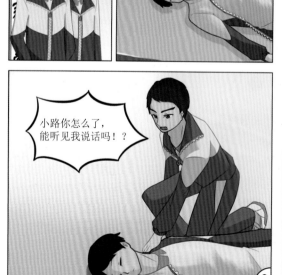

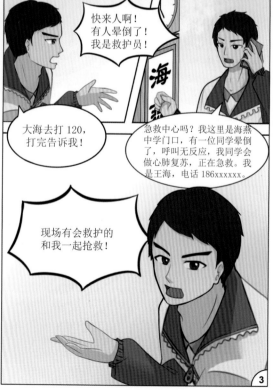

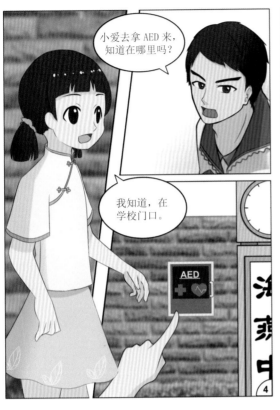

小爱去拿 AED 来，知道在哪里吗？

我知道，在学校门口。

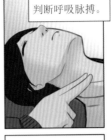

判断呼吸脉搏。

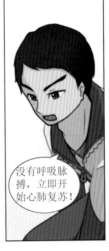

没有呼吸脉搏，立即开始心肺复苏！

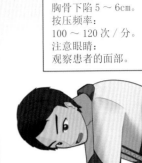

按压深度：
胸骨下陷 5 ～ 6cm。
按压频率：
100 ～ 120 次 / 分。
注意眼睛：
观察患者的面部。

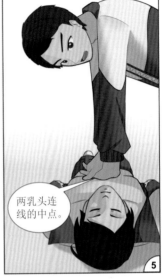

两乳头连线的中点。

⑤

30 次胸外按压，2 次人工呼吸，非专业人士可只进行胸外心脏按压

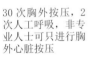

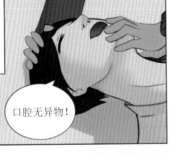

口腔无异物！

压头提颏法打开气道，捏住鼻孔，吹气 1 次。吹气时眼睛注视病人，观察胸部是否有隆起。

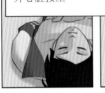

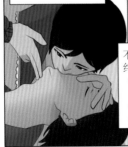

不抛弃！不放弃！
终止心肺复苏的指标：
（1）伤病者恢复自主呼吸及大动脉搏动。
（2）医务人员到场接替。
（3）医生证实伤病者死亡。

⑥

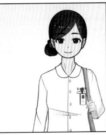

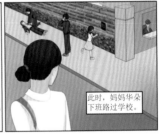

此时，妈妈华朵下班路过学校。

我来接替你，我们以 30:2 开始！

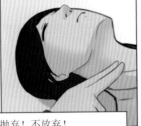

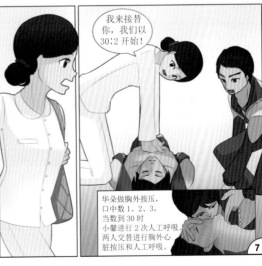

华朵做胸外按压，口中数 1、2、3，当数到 30 时小馨进行 2 次人工呼吸，两人交替进行胸外心脏按压和人工呼吸。

⑦

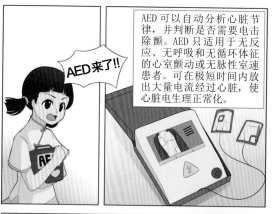

AED 来了!!

AED 可以自动分析心脏节律，并判断是否需要电击除颤。AED 只适用于无反应、无呼吸和无循环体征的心室颤动或无脉性室速患者。可在极短时间内放出大量电流经过心脏，使心脏电生理正常化。

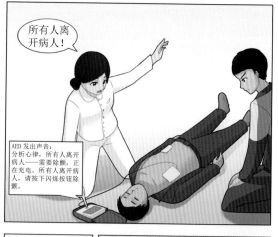

所有人离开病人！

AED 发出声音：分析心律，所有人离开病人——需要除颤，正在充电。所有人离开病人，请按下闪烁按钮除颤。

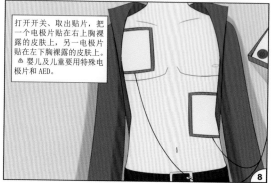

打开开关、取出贴片，把一个电极片贴在右上胸裸露的皮肤上，另一电极片贴在左下胸裸露的皮肤上。
⚠ 婴儿及儿童要用特殊电极片和AED。

8

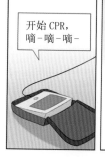

开始 CPR，嘀－嘀－嘀－

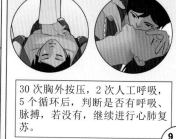

30 次胸外按压，2 次人工呼吸，5 个循环后，判断是否有呼吸、脉搏，若没有，继续进行心肺复苏。

9

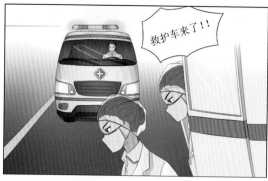

救护车来了!!

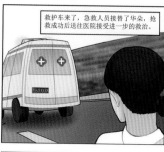

救护车来了，急救人员接替了华朵，抢救成功后送往医院接受进一步的救治。

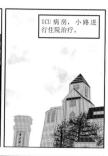

ICU 病房，小路进行住院治疗。

1 个月后，小路在校门口碰到小馨。

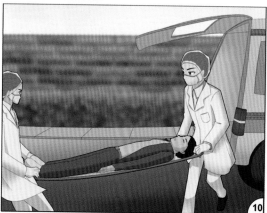

10

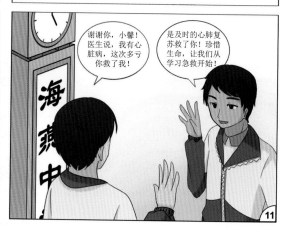

谢谢你，小馨！医生说，我有心脏病，这次多亏你救了我！

是及时的心肺复苏救了你！珍惜生命，让我从学习急救开始！

11

心肺复苏

"救"在身边，小薯提醒：

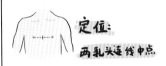

定位：两乳头连线中点

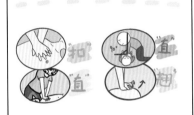

扣、直、直、翘

胸外按压要注意

定位：两乳头连线中点。

动作：扣、直、直、翘，观察患者面部。

按压频率：100～120次/分。

按压深度：胸骨下陷 5～6cm。

按压放松比例：1：1。

连续按压 30 次不中断。

按压通气比：30：2。

观察面部

按压频率：100～120次/分

按压深度：胸骨下陷5～6cm

连续按压30次不中断

按压通气比：30:2

CPR 要及时

未学习心肺复苏的目击者，如现场没有救护员，可在急救中心接线员的电话指导下进行单纯胸外按压的心肺复苏。

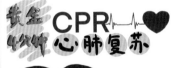

黄金4分钟 CPR 心肺复苏

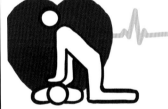

电除颤/复律

早期电除颤/复律，能提高复苏成功率，因此有必要在公共场所大量安装 AED。

45° 头偏向一侧 检查并取出口腔内异物

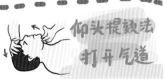

仰头提颏法 打开气道

人工呼吸要注意

头偏向一侧 45° 检查并取出口腔内异物

仰头提颏法打开气道。

动作要求：捏、吹、看。注意防止漏气。

吹气 2 次，每次吹 1 秒以上，放手 1 秒让气体呼出。

每次通气量：500～600ml，吹气时能看见胸部起伏即可。

通气频率：10～12次/分。

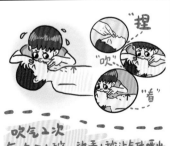

捏、吹、看

吹气2次

每次>1秒，放手1秒让气体呼出

每次通气量：500～600mL

吹气时能看见胸部起伏即可

通气频率：10～12次/分

三、生命的"拥抱"——呼吸道梗阻的急救

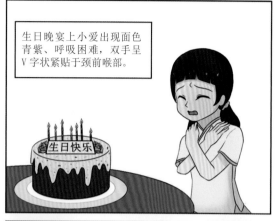

生日晚宴上小爱出现面色青紫、呼吸困难，双手呈V字状紧贴于颈前喉部。

小爱，你是不是噎着了？！

点头

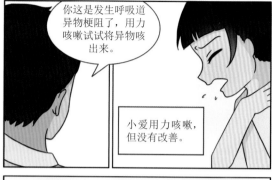

你这是发生呼吸道异物梗阻了，用力咳嗽试试将异物咳出来。

小爱用力咳嗽，但没有改善。

让我用海姆立希手法帮助你吧。

阻塞物
膈
用力的方向
用力点

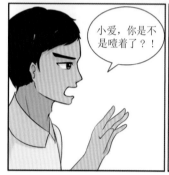

哥哥，你太棒了！我现在已经不难受了！

海姆立希手法很简单，一手握拳，将拇指侧顶住你的腹部正中线肚脐上方两横指处、剑突下方：向内向上挤压，卡在呼吸道的东西就出来了。

这么简单啊，我也试试吧。

哥哥，怎么不行啊，你的个头太高了！

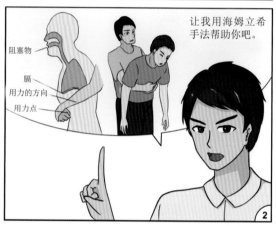

妹妹，我刚才用的是海姆立希手法中的立位腹部冲击法，你可以用仰卧位腹部冲击法。

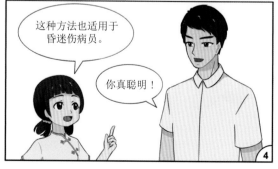

这种方法也适用于昏迷伤病员。

你真聪明！

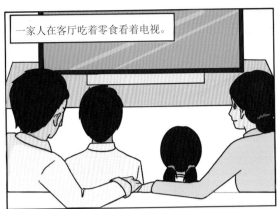

一家人在客厅吃着零食看着电视。

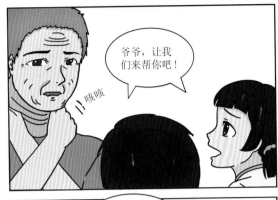

爷爷，让我们来帮你吧！

咳咳

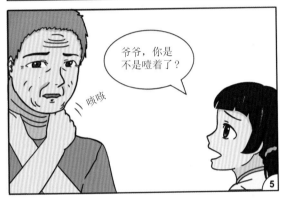

爷爷，你是不是噎着了？

咳咳

5

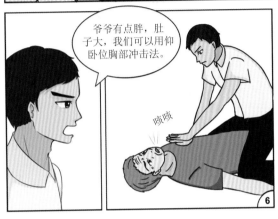

爷爷有点胖，肚子大，我们可以用仰卧位胸部冲击法。

咳咳

6

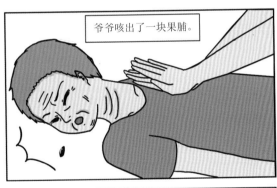

爷爷咳出了一块果脯。

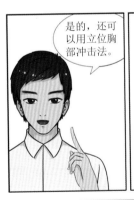

是的，还可以用立位胸部冲击法。

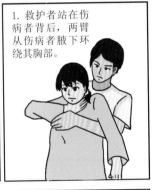

1. 救护者站在伤病者背后，两臂从伤病者腋下环绕其胸部。

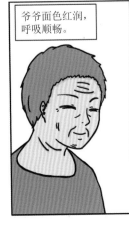

爷爷面色红润，呼吸顺畅。

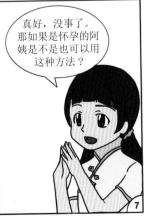

真好，没事了。那如果是怀孕的阿姨是不是也可以用这种方法？

7

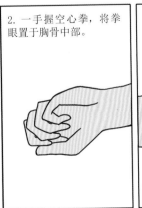

2. 一手握空心拳，将拳眼置于胸骨中部。

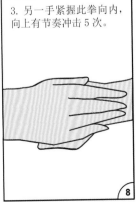

3. 另一手紧握此拳向内，向上有节奏冲击 5 次。

8

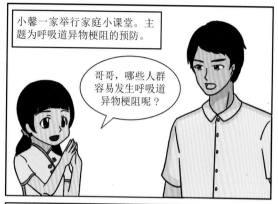

小馨一家举行家庭小课堂。主题为呼吸道异物梗阻的预防。

哥哥，哪些人群容易发生呼吸道异物梗阻呢？

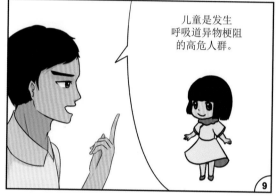

儿童是发生呼吸道异物梗阻的高危人群。

9

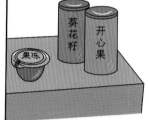

1 凡是孩子能触及的地方，注意不要放扣子、小球这类细小物品，叮嘱他们不要随便将细小物品放入口中。

葵花籽
开心果
果冻

2 3岁以下的幼儿不吃坚果、果冻等食品。禁止哭闹时喂食，或捏住鼻子喂药。

3 进餐时确保注意力集中，禁止进餐时说话、大笑、看电视等。

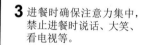

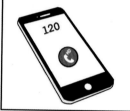

120

4 如果遇到异物进入气管，在做好急救的同时，需立刻联系就医。

10

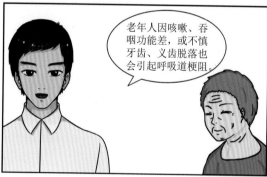

老年人因咳嗽、吞咽功能差，或不慎牙齿、义齿脱落也会引起呼吸道梗阻。

老年人进食时最好取坐位，不能坐起的应取 >45°的半卧位。进食后要保持坐位或半卧位30分钟以上。

患有脑血管、神经系统疾病，生活不能自理的老年人可进食糊状食物。喂饭不能着急，要保持周围环境安静，不能说笑，并密切注意及时发现误吸。

11

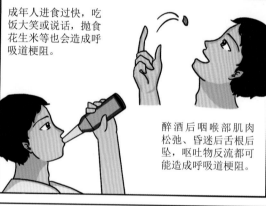

成年人进食过快，吃饭大笑或说话，抛食花生米等也会造成呼吸道梗阻。

醉酒后咽喉部肌肉松弛、昏迷后舌根后坠，呕吐物反流都可能造成呼吸道梗阻。

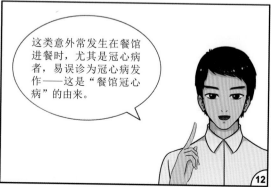

这类意外常发生在餐馆进餐时，尤其是冠心病者，易误诊为冠心病发作——这是"餐馆冠心病"的由来。

12

呼吸道异物

"救"在身边，小爱提醒：

判断

一般来说，当某人在进食或口含物品活动时突然停止，儿童出现哭闹，阵发性高声呛咳、阵发性喘鸣、面色青紫、呼吸困难。常不由自主地双手呈V字状紧贴于颈前喉部。

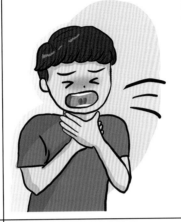

海姆立希手法

原理是利用突然冲击腹部的压力，使膈肌抬高，使肺部残留空气形成一股具有冲击性、方向向上的气流，将异物从气管排出。

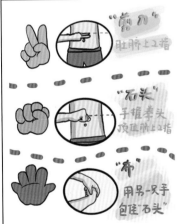

操作流程

第一目击者，观察现场

特殊表现：V字手势，意识清楚

询问是否有异物梗塞，我能帮您吗？

观察是否能大声咳嗽，能否说话

鼓励咳嗽

如咳嗽无效，海姆立希手法；检查意识、呼吸、循环

表明身份，帮助伤病员实施海姆立希手法，直到异物排出，检查意识、呼吸、循环体征

如伤病员意识不清

仰卧位海姆立希手法，冲击5次，连续4~6个循环

如无意识、呼吸、心跳，立即CPR

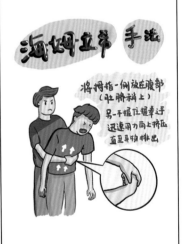

三步曲

剪刀：肚脐上2指。

石头：用手握住拳头顶住2指位置。

布：用另一只手包住"石头"，快速向后上方冲击5次，反复操作，直到异物咳出。

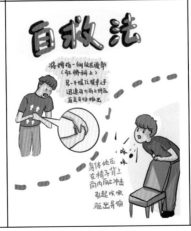

自救

用力咳嗽产生高速气流将异物咳出，或将自己一只手放在上腹部脐上位置，另外一只手呈空心拳状，用力往腹部内、腹部上进行快速冲击4～6次进行腹部手拳冲击，或在椅子背、桌角撞击自救。

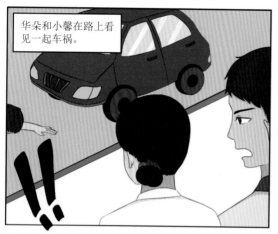

华朵和小馨在路上看见一起车祸。

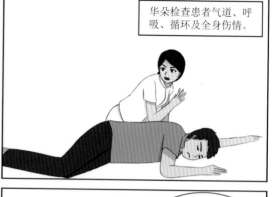

华朵检查患者气道、呼吸、循环及全身伤情。

喂，你怎么了，能听见我说话吗？！

你好，我的妈妈是医生，我也是急救志愿者，我可以帮你，请不要紧张，告诉我你现在感觉怎样？

1　**2**

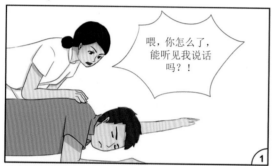

检查伤员，首先手指从颅底沿着脊柱向下轻而快地触摸，检查是否有肿胀或变形。

检查时不可移动伤员。如果怀疑颈椎损伤，应立即固定颈部。

双手轻按伤者双侧胸部，检查双侧呼吸活动是否对称、胸廓是否有变形或异常活动。

双手上下左右轻按腹部，检查腹部有无伤口、疼痛和包块等。

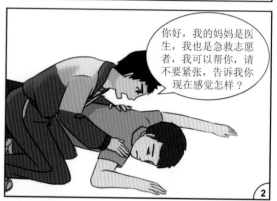

小馨用干净的布类覆盖，用三角巾做一个环形圈做好衬垫，用饭碗将环形圈一并扣住。

三角巾腹部包扎时让伤者屈膝仰卧，继续检查，双手轻挤骨盆，检查骨盆的损伤。

下肢发现有铁片刺入大腿，小馨在妈妈的指挥下固定铁片，进行了简单包扎。

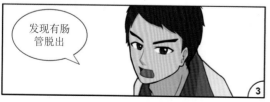

发现有肠管脱出

3　**4**

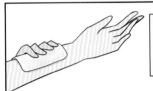

小馨的手套上塑料袋，用干净的手绢按压在伤员手臂出血部位。

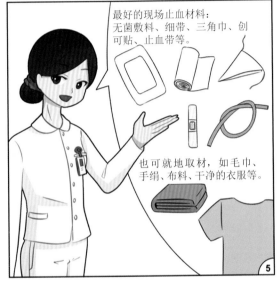

最好的现场止血材料：无菌敷料、细带、三角巾、创可贴、止血带等。

也可就地取材，如毛巾、手绢、布料、干净的衣服等。

⑤

止血方法主要有：
1. 直接压迫止血法。

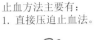

2. 加压包扎止血法。

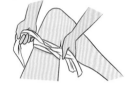

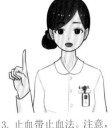

3. 止血带止血法。注意，没有学习过使用止血带者不要用此种方法。

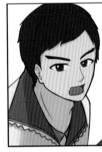

还要特别注意：有的伤员虽然没有伤口，但是面色苍白、皮肤青紫、口渴、手足湿冷、出冷汗、脉搏快而弱、呼吸急促、烦躁不安或表情淡漠、意识不清，要高度怀疑内出血，比如肝脾破裂。应迅速就医，密切观察呼吸和脉搏。

⑥

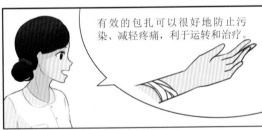

有效的包扎可以很好地防止污染、减轻疼痛，利于运转和治疗。

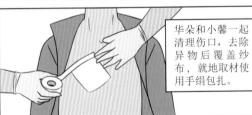

华朵和小馨一起清理伤口，去除异物后覆盖纱布，就地取材使用手绢包扎。

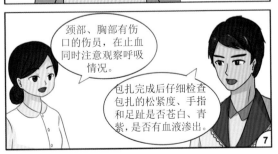

颈部、胸部有伤口的伤员，在止血同时注意观察呼吸情况。

包扎完成后仔细检查包扎的松紧度、手指和足趾是否苍白、青紫，是否有血液渗出。

⑦

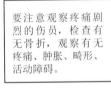

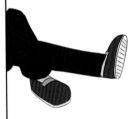

要注意观察疼痛剧烈的伤员，检查有无骨折，观察有无疼痛、肿胀、畸形、活动障碍。

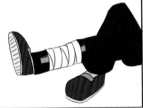

骨折伤员要做好固定，减少骨折端的活动，减轻疼痛。

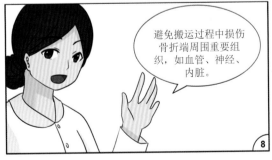

避免搬运过程中损伤骨折端周围重要组织，如血管、神经、内脏。

⑧

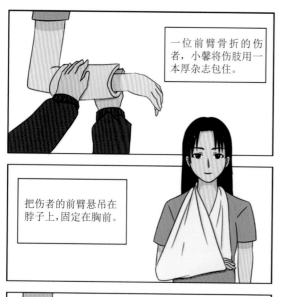
一位前臂骨折的伤者，小馨将伤肢用一本厚杂志包住。

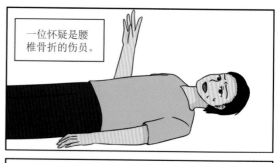
一位怀疑是腰椎骨折的伤员。

把伤者的前臂悬吊在脖子上，固定在胸前。

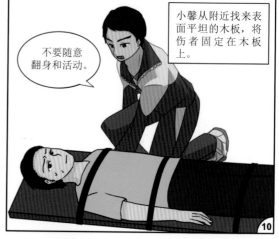
不要随意翻身和活动。

小馨从附近找来表面平坦的木板，将伤者固定在木板上。

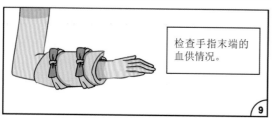
检查手指末端的血供情况。

9

10

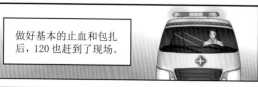
做好基本的止血和包扎后，120也赶到了现场。

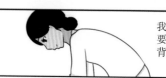
我们在搬运伤员时不要弯腰抬起，防止腰背损伤。

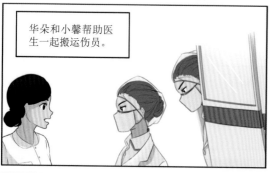
华朵和小馨帮助医生一起搬运伤员。

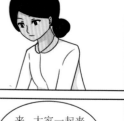
从下蹲到站起时，保持头颈和腰背部挺直，尽量靠近伤员，用手臂的力量搬运，用腿的力量站起。脚步要稳，双手抓牢，防止跌倒及滑落伤员。

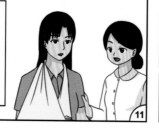
协助医生，用双侧可打开的折叠铲式担架搬运骨折伤员，用脊柱板搬运脊柱损伤的伤员。

11

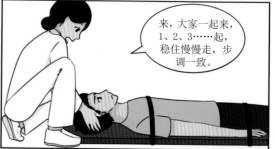
来，大家一起来，1、2、3……起，稳住慢慢走，步调一致。

在大家的帮助下，脊柱损伤的伤员被搬运到救护车上。

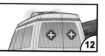

12

"救" 在身边，小薯提醒：

止血

1. 少量出血：如小伤口、擦伤等，伤口周围洗净，用创可贴或干净的敷料包扎。

2. 严重出血：立即止血，同时呼叫救护车。

（1）直接压迫止血法。

（2）加压包扎止血法。

（3）止血带止血法。

注意：止血带会导致神经和血管损伤、肢体坏死、心律失常甚至死亡，一定要慎用，通常不推荐非医疗专业人员使用止血带。

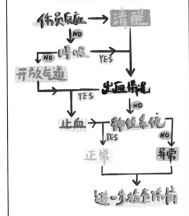

包扎

快、准、轻、牢。

包扎时部位要准确、严密、不遗漏伤口。

包扎动作要轻，不要碰触伤口，以免增加伤员的疼痛和出血。

包扎要牢靠，但不宜过紧，以免妨碍血液流通和压迫神经。

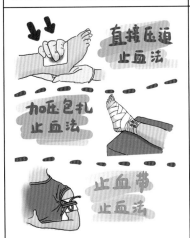

检伤

1. 检查反应。

2. 检查气道。

3. 检查呼吸。

4. 检查循环。

5. 检查神经系统。

6. 全面检查伤情。

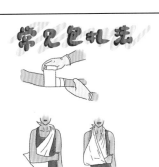

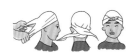

固定的原则

1. 检查意识、呼吸、脉搏及处理严重出血。

2. 用绷带、三角巾、夹板固定受伤部位。

3. 开放性骨折，不要把暴露的断端送回伤口内，先止血、包扎再固定。

4. 固定和包扎，要暴露肢体末端以便观察血供。

5. 将伤肢抬高。

6. 预防休克。

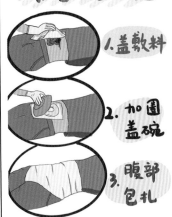

搬运的原则

1. 如有危及伤员生命安全的可能，不要搬运。

2. 搬运前要做必要的伤病处理（如止血、包扎、固定）。

3. 根据伤员的情况和现场条件选择适当的搬运方法。

4. 搬运过程中应保证伤员安全，防止发生二次损伤。

5. 注意伤员伤病变化，及时采取急救措施。

五、隐匿且凶险的"杀手"——急性肺栓塞

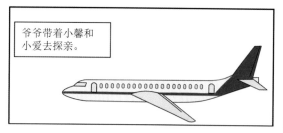
爷爷带着小馨和小爱去探亲。

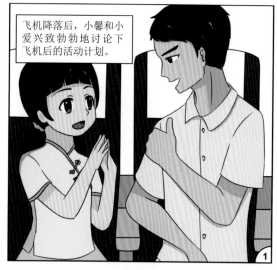
飞机降落后，小馨和小爱兴致勃勃地讨论下飞机后的活动计划。

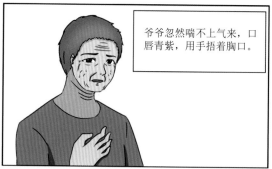
爷爷忽然喘不上气来，口唇青紫，用手捂着胸口。

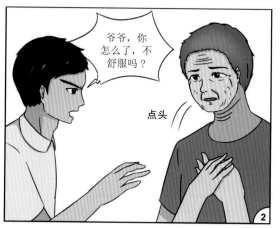
爷爷，你怎么了，不舒服吗？

点头

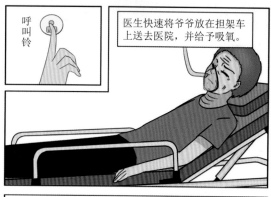
呼叫铃

医生快速将爷爷放在担架车上送去医院，并给予吸氧。

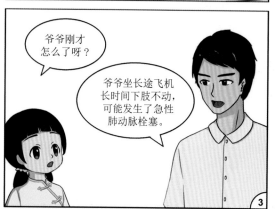
爷爷刚才怎么了呀？

爷爷坐长途飞机长时间下肢不动，可能发生了急性肺动脉栓塞。

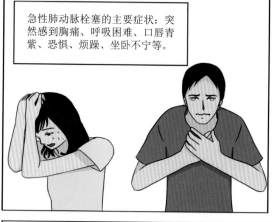
急性肺动脉栓塞的主要症状：突然感到胸痛、呼吸困难、口唇青紫、恐惧、烦躁、坐卧不宁等。

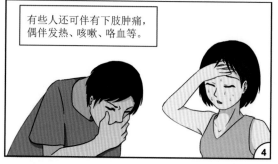
有些人还可伴有下肢肿痛，偶伴发热、咳嗽、咯血等。

急性肺栓塞

"救"在身边，小爱提醒：

知病因		晓诱因
血栓，其中下肢深静脉血栓占 70% ～ 90%。	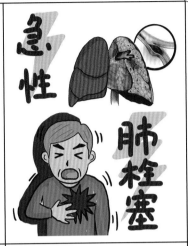	1. 血液淤滞：见于老年患者及卧床、制动、静脉曲张等情况。 2. 静脉管壁损伤：见于手术、肿瘤、烧伤、糖尿病等。 3. 高凝状态：见于肿瘤患者及口服避孕药女性患者。

急性肺栓塞

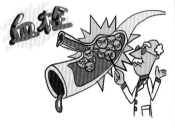

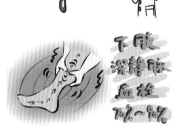

指急性肺动脉栓塞，常发生于乘坐长途飞机经济舱的旅客。由于经济舱座位狭小，患者长时间坐位，下肢相对活动少，下飞机时突发胸闷、喘憋、胸痛、晕厥甚至猝死，被称为经济舱综合征。

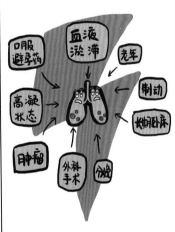

症状

突然感到胸痛、呼吸困难、口唇青紫、恐惧、烦躁、坐卧不宁、咳嗽、有些人还伴有下肢肿痛，偶伴发热、咳嗽、咯血等。

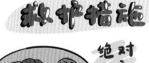

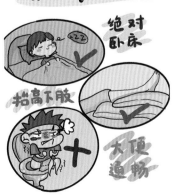

救护措施

1. 绝对卧床。
2. 保持大便通畅。
3. 下肢肿胀者抬高下肢。

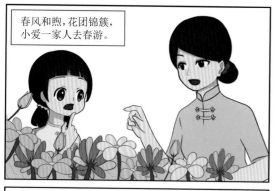

春风和煦，花团锦簇，小爱一家人去春游。

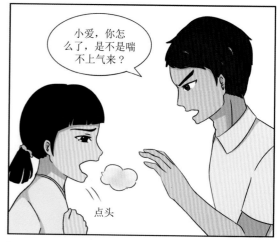

小爱，你怎么了，是不是喘不上气来？

点头

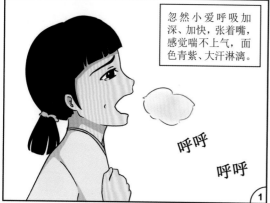

忽然小爱呼吸加深、加快，张着嘴，感觉喘不上气，面色青紫、大汗淋漓。

呼呼

呼呼

1

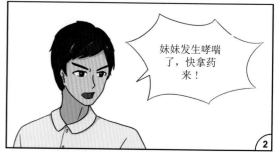

妹妹发生哮喘了，快拿药来！

2

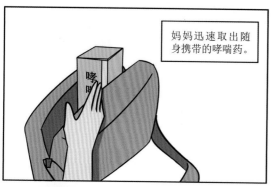

妈妈迅速取出随身携带的哮喘药。

哮喘

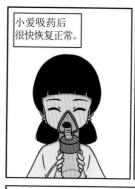

小爱吸药后很快恢复正常。

小爱可能对花粉过敏，诱发了哮喘。

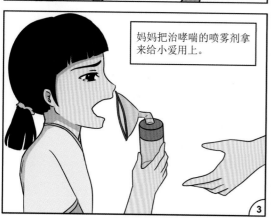

妈妈把治哮喘的喷雾剂拿来给小爱用上。

3

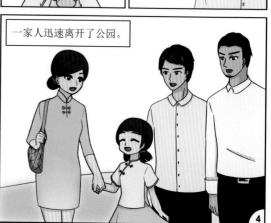

一家人迅速离开了公园。

4

22

过敏性哮喘

"救"在身边，小蕾提醒：

表现

支气管哮喘急性发作典型症状：病情加重，患者喜坐位或前倾位，可出现锁骨上窝、肋间隙凹陷。哮鸣音的响亮程度常提示哮喘的严重程度。

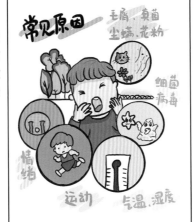

常见原因：毛屑、真菌、尘螨、花粉、细菌病毒、情绪、运动、气温·湿度

致命危险因素

哮喘发作不稳定。

看急诊 3 次以上。

入院治疗 2 次以上。

过去 1 年内有住 ICU 或气管插管病史。

伴有心脏病、HIV 阳性或精神病。

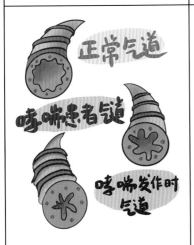

正常气道
哮喘患者气道
哮喘发作时气道

支气管哮喘

过敏性哮喘是由多种细胞，如嗜酸性粒细胞、肥大细胞、T淋巴细胞、中性粒细胞、气道上皮细胞等，参与的气道慢性炎症为特征的异质性疾病。

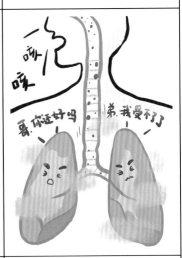

会急救

1. 吸氧、休息。
2. 应用气管扩张剂并进行呼救。
3. 若持续不缓解，须尽早就医。

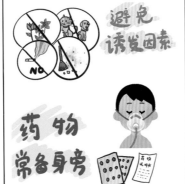

避免诱发因素
药物常备身旁

巧预防

1. 避免诱发因素。
2. 常备药物在身边。
3. 准确记录哮喘日记，常备哮喘急救小卡片。
4. 适当锻炼身体，增强体质。

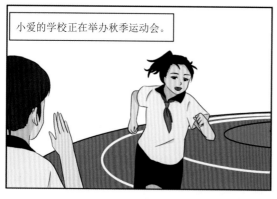

小爱的学校正在举办秋季运动会。

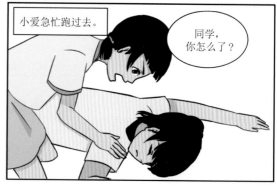

小爱急忙跑过去。

同学，你怎么了？

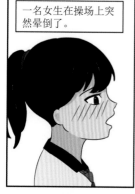

一名女生在操场上突然晕倒了。

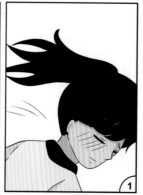

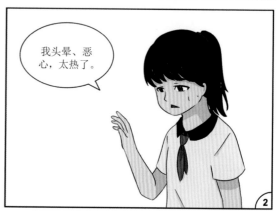

我头晕、恶心，太热了。

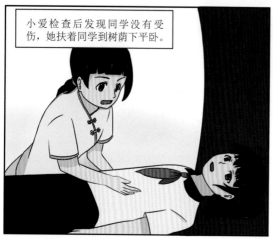

小爱检查后发现同学没有受伤，她扶着同学到树荫下平卧。

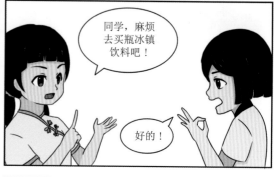

同学，麻烦去买瓶冰镇饮料吧！

好的！

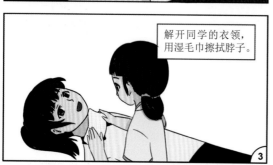

解开同学的衣领，用湿毛巾擦拭脖子。

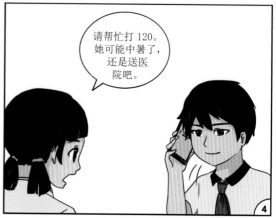

请帮忙打120。她可能中暑了，还是送医院吧。

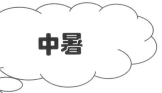

中暑

"救" 在身边，小爱提醒：

中暑

中暑是暴露在高温高湿环境和(或)剧烈运动一定时间后，身体内部或外部的热负荷超过了人体体温调节的最大能力时发生的一组疾病。

产热＞散热是主要原因。

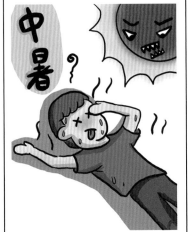

晓分类

中暑分为先兆中暑、轻症中暑和重症中暑。重症中暑又可分为热痉挛和热衰竭。

热射病是最严重的中暑类型，以高温和意识障碍为特征。

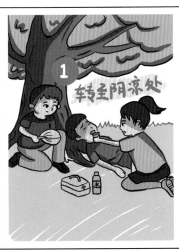

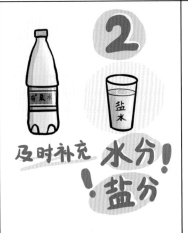

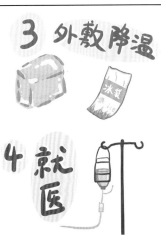

会急救

1. 立刻转移至阴凉通风处，解开衣扣平躺。

2. 及时补充水分和盐分很重要。

3. 有条件者，可以用冰袋或冰块外敷降温。

4. 尽快就医。

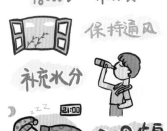

巧预防

1. 夏季外出要选择合适的时间。

2. 室内要注意保持通风。

3. 活动后注意补充水分和盐分。

4. 合理安排作息，保证充足的睡眠。

八、脑神经元"不讲武德"，乱放电——癫痫

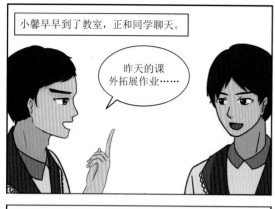

小馨早早到了教室，正和同学聊天。

昨天的课外拓展作业……

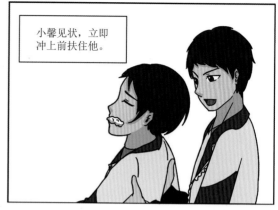

小馨见状，立即冲上前扶住他。

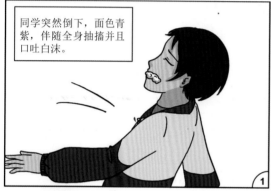

同学突然倒下，面色青紫，伴随全身抽搐并且口吐白沫。

1

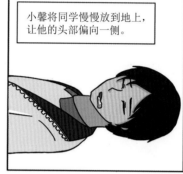

小馨将同学慢慢放到地上，让他的头部偏向一侧。

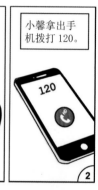

小馨拿出手机拨打120。

2

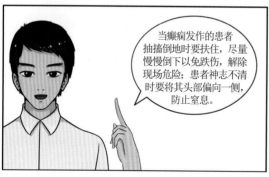

当癫痫发作的患者抽搐倒地时要扶住，尽量慢慢倒下以免跌伤，解除现场危险；患者神志不清时要将其头部偏向一侧，防止窒息。

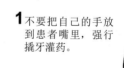

1 不要把自己的手放到患者嘴里，强行撬牙灌药。

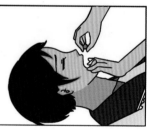

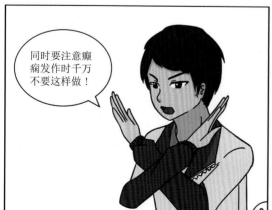

同时要注意癫痫发作时千万不要这样做！

3

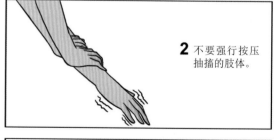

2 不要强行按压抽搐的肢体。

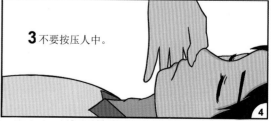

3 不要按压人中。

4

26

癫痫

"救" 在身边，小薯提醒：

诱因

1.睡眠缺乏：临床研究发现睡眠-觉醒周期与癫痫发作有密切关系，患者在睡眠缺乏时可诱发癫痫。

2.内环境改变、电解质紊乱、代谢异常、内分泌失调等可影响神经元放电。

3.疲劳、饥饿、饮酒、便秘、感情冲动时可诱发癫痫。

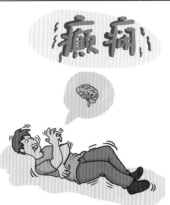

表现

癫痫的临床表现多种多样，大多数患者在发作间期可完全正常，只在发作期出现抽搐、痉挛、晕厥等主要症状，部分患者可表现为肢体麻木、针刺感、眩晕、面部及全身潮红、多汗、呕吐、腹痛、反复搓手、脱衣、失神等。

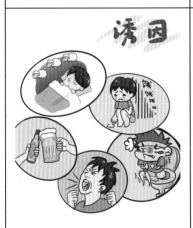

癫痫

一种表现为反复癫痫发作的慢性脑部疾病，患者的发作形式不一，会突然间毫无缘由地发作，表现为抽搐、痉挛、晕厥、两眼发直、凝视等临床症状，具有发作性、短暂性、重复性和刻板性的特征。癫痫属于常见疾病，患病率约为 5‰。我国目前约有900 万以上癫痫患者。

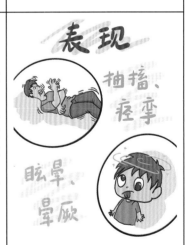

救治

强直发作时辅助患者卧倒，防止跌伤，保持呼吸通畅，不可强行压制患者的肢体，以免引起骨折和脱臼。发作停止后将患者的头部转向一侧，以防止窒息，在保证安全的前提下，不要强行约束患者，以防伤人或自伤。

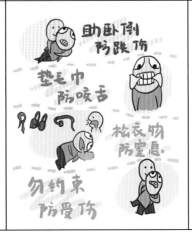

预防

平时注意头部安全，避免外伤导致颅脑受损，如戴安全帽。围生期做好保健，避免因分娩导致的新生儿癫痫。患儿发热及时处理，减少热性惊厥发作。注意环境卫生，预防各种类型颅内感染。保证充足的睡眠和身心愉悦。

27

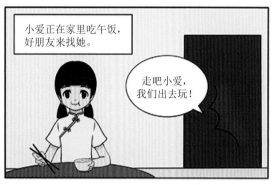

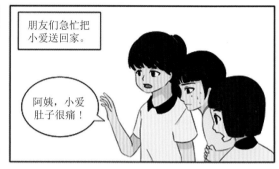

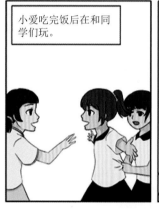

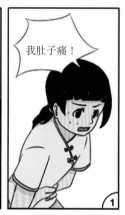

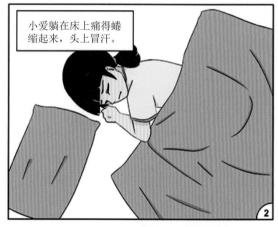

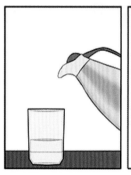

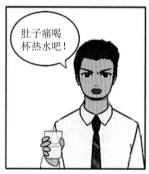

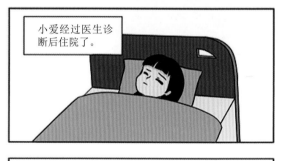

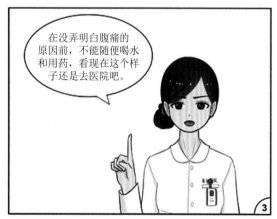

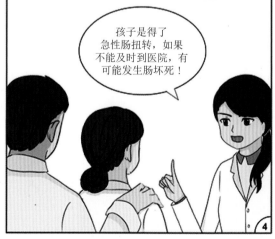

腹痛

"救" 在身边，小爱提醒：

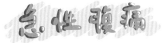

急性腹痛

临床常见的一种症状，是指发生在1周以内，由各种原因引起的表现在腹部的疼痛，具有起病急、病情重和变化快的临床特点，涉及内、外、妇、儿各科，临床统称为"急腹症"。

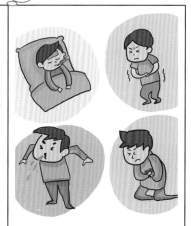

分类

1. 腹内脏器的急性疾病：如急性炎症，急性胃肠炎、阑尾炎、急性胰腺炎；急性梗阻或扭转，如肠梗阻；急性穿孔；急性内出血和血管病变，如异位妊娠等。

2. 胸部的疾病引起放射性腹痛：不典型心绞痛、急性心肌梗死、急性心包炎、主动脉夹层、胸膜炎和气胸等。

胃病、十二指肠溃疡、心绞痛、心梗		
胆结石、胆囊炎、肝炎		肺炎、急性肠胃炎
右上腹	上腹	左上腹
肾结石、输尿管结石、结肠炎		急性胰腺炎、肠梗阻、呕吐
右侧腹	中腹	左侧腹
阑尾炎、卵巢囊肿		乙状结肠炎、男子精索炎、女子附件炎、宫外孕
右下腹	下腹	左下腹
盆腔炎、前列腺炎、直肠神经		

分类

3. 全身性疾病：由于毒物作用、代谢紊乱或过敏等因素，刺激腹部神经而引起腹痛。如铅、砷、汞、酒精中毒，尿毒症、糖尿病酮症酸中毒，低钙血症、过敏性紫癜。其中以腹内脏器的急性疾病为最常见的原因。

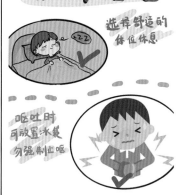

急救处理方法

1. 松解衣服，选择舒适的体位休息。

2. 呕吐：可将冰袋放置在胃部，但不要强制止呕。

3. 不要马上给予食物、药物，特别是不要随意乱服镇痛药。

4. 注意有无高热，与疼痛一起出现的症状（如恶心、呕吐、血尿、便血、腹泻、发热等）并记录。

5. 应及时到医院诊治。

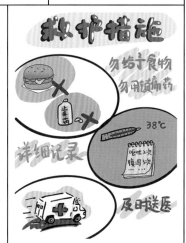

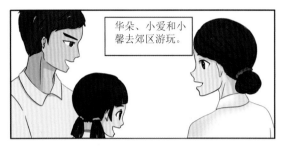

华朵、小爱和小馨去郊区游玩。

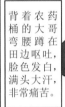
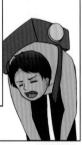

背着农药桶的大哥弯腰蹲在田边呕吐，脸色发白，满头大汗，非常痛苦。

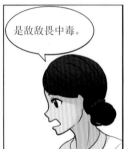

是敌敌畏中毒。

小馨和小爱立刻上去帮忙。

1

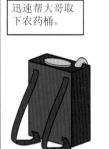

迅速帮大哥取下农药桶。

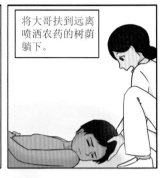

将大哥扶到远离喷洒农药的树荫躺下。

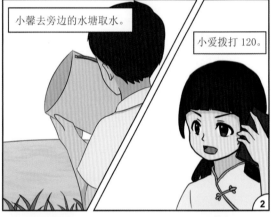

小馨去旁边的水塘取水。

小爱拨打120。

2

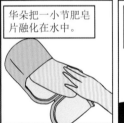

华朵把一小节肥皂片融化在水中。

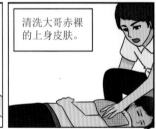

清洗大哥赤裸的上身皮肤。

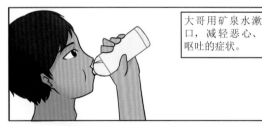

大哥用矿泉水漱口，减轻恶心、呕吐的症状。

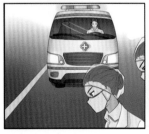
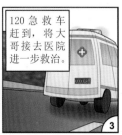

120急救车赶到，将大哥接去医院进一步救治。

3

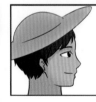

大哥，我给您讲讲喷洒农药的注意事项。

1 在比较凉爽的天气或在早晚喷洒农药。

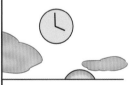

2 应戴上防毒口罩，穿上长衣裤。

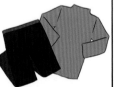

3 未清洗手、脸等部位时，不要进食、饮水，更不要用手擦嘴、揉眼等。

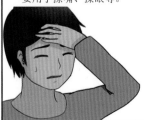

4 喷洒农药应站在上风向，有次序地边倒退边喷药。

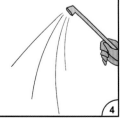

4

"救" 在身边，小薯提醒：

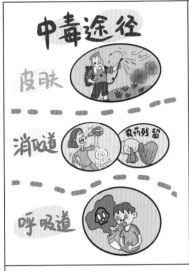

有机磷农药类型

剧毒：百草枯、对硫磷、内吸磷、甲拌磷、氧化乐果。

高毒：敌敌畏。

中毒：乐果、敌百虫。

低毒：马拉硫磷。

警告：百草枯为剧毒农药，死亡率极高，几乎难以救治！

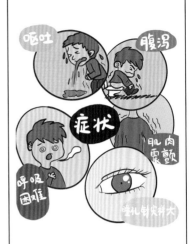

中毒途径

1. 生产、运输过程中毒。
2. 使用性中毒：污染皮肤黏膜、吸入。
3. 生活性中毒：食物污染、自服、误服。

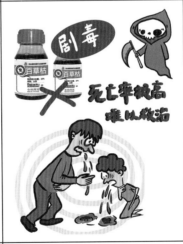

主要症状

1. 轻度中毒：以恶心呕吐、腹痛、瞳孔缩小、多汗等症状为主。
2. 中度中毒：出现以上症状和肌震颤等症状外，还出现轻度呼吸困难。
3. 重度中毒：瞳孔针尖样大、血压改变、肺水肿、明显肌震颤、意识障碍。

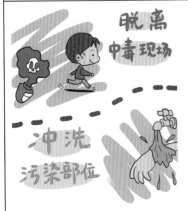

救护措施

1. 脱离中毒现场：除去污染衣物，用肥皂水或清水清洗污染的皮肤、毛发和指甲；眼部污染者用清水或2%碳酸氢钠溶液清洗。
2. 催吐、洗胃。
3. 导泻：硫酸钠（有呼吸抑制时不用硫酸镁）。
4. 立即送医院抢救。

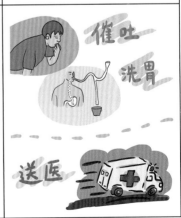

十一、酒虽好莫贪杯——酒精中毒

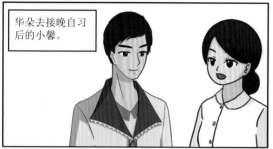

华朵去接晚自习后的小馨。

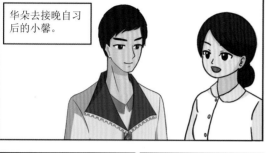

小馨找来一条毛毯盖在这位男士身上。

解开衣领使他呼吸通畅。

突然发现一位中年男性躺在路边，浑身散发着浓浓的酒气。

糟了！这是急性酒精中毒！

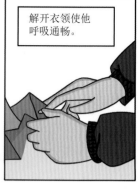

快速协助男士仰卧，头偏向一侧。

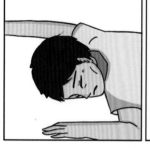

用手绢包裹手指，清除口腔分泌物。

男士喝下大量的清水。

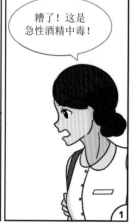

酒精对人体的危害很大，饮酒不可过量。

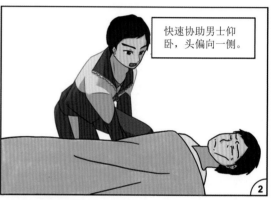

我是xxx，我家在xxx电话是xxxxx。

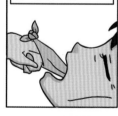

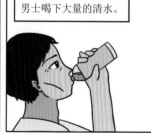

醉酒可导致急性胰腺炎发作、中毒、成瘾。

醉酒可使人营养缺乏，并导致酒精性肝硬化。

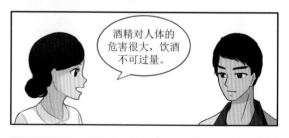

华朵打电话给他的家人，由其家人接回家。

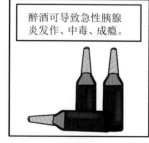

我国每年有11万人死于醉酒，因此酒精中毒的预防和急救非常重要。

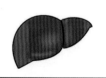

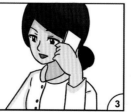

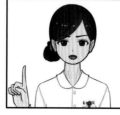

"救"在身边，小爱提醒：

分期

1. 兴奋期：颜面潮红或苍白，有欣快感/情绪不稳，具有攻击行为，也可沉默、孤僻。

2. 共济失调期：表现为肌肉运动不协调、步态不稳、言语不清、嗜睡等。

3. 昏迷期：进入昏迷状态，心率快、血压下降、瞳孔散大，呼吸慢而有鼾声，严重者可发生吸入性肺炎或窒息而危及生命。

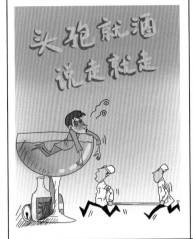

双硫仑样反应

服用头孢类药物+酒精后导致体内乙醛蓄积，表现为胸闷、气短、喉头水肿、呼吸困难、心率增快、血压下降、四肢乏力、面部潮红、多汗、失眠、头痛、恶心、呕吐、嗜睡、幻觉、恍惚甚至发生过敏性休克，并伴有意识丧失。

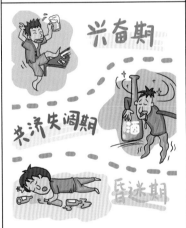

急性酒精中毒

急性酒精中毒俗称"醉酒"，系一次饮入过量的酒精或酒精类饮料，引起的以神经、精神症状为主的中毒性疾病（中枢神经系统由兴奋转为抑制状态）。严重者可累及呼吸和循环系统，甚至危及生命。大多数成人纯酒精致死量为 250～500ml。

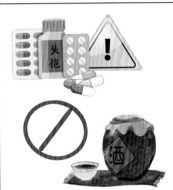

引起双硫仑样反应的药物

1. 头孢菌素类药物：头孢哌酮、头孢曲松、头孢氨苄等。头孢哌酮的双硫仑样反应报道最多。

2. 硝基咪唑类药物：如甲硝唑、替硝唑等。

3. 其他抗菌药物：如呋喃唑酮、氯霉素等。

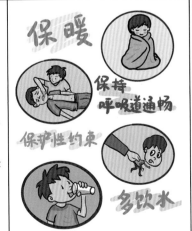

现场救护措施

1. 保暖：保持正常体温。

2. 保持呼吸道通畅：取平卧位，解开衣领，清除口鼻内分泌物，取出活动义齿，呕吐时头偏向一侧，防止误吸。

3. 约束：适当限制病人活动，防止外伤。

4. 适量饮水：促进酒精排除。

十二、"温暖的迷药"——CO 中毒

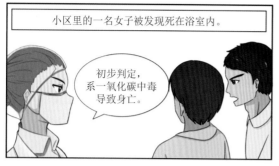

小区里的一名女子被发现死在浴室内。

初步判定，系一氧化碳中毒导致身亡。

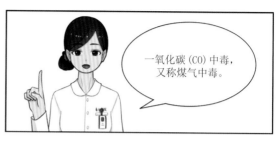

一氧化碳 (CO) 中毒，又称煤气中毒。

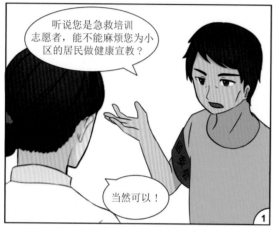

听说您是急救培训志愿者，能不能麻烦您为小区的居民做健康宣教？

当然可以！

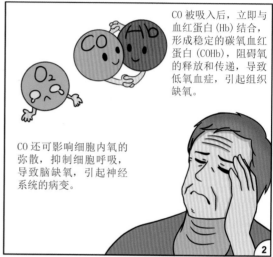

CO 被吸入后，立即与血红蛋白 (Hb) 结合，形成稳定的碳氧血红蛋白 (COHb)，阻碍氧的释放和传递，导致低氧血症，引起组织缺氧。

CO 还可影响细胞内氧的弥散，抑制细胞呼吸，导致脑缺氧，引起神经系统的病变。

通风不良，家庭用煤炉、燃气热水器，煤气泄漏或在密闭空调车内滞留时间过长等均可引起一氧化碳中毒。

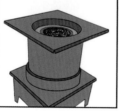

这一例属于因重度中毒导致死亡。那么一旦发现有重度患者该怎么办呢？

火灾现场空气中的一氧化碳可高达 10%，也可引起煤气中毒。

小爱立刻开窗通风，拨打 120。

小馨拍打呼叫中毒者，让其取侧卧位，避免误吸呕吐物。

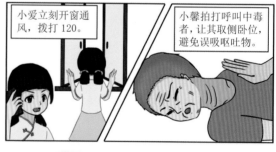

一般轻度中毒会有头晕、头痛、眼花、耳鸣、恶心、呕吐、心慌、全身乏力，这时开窗通风，症状很快会减轻、消失。

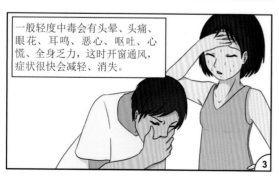

让中毒者安静休息，如果发现呼吸、心跳停止，立即进行心肺复苏。

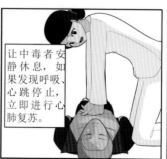

急救车到后可给予吸氧，入院后可进行高压氧治疗。

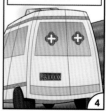

CO 中毒

"救" 在身边, 小薯提醒:

知病因

1. 生活中毒：通风不良，煤气泄漏，在密闭空调车内滞留时间过长及火灾现场。

2. 工业中毒：炼钢、炼焦、矿井放炮，炉门关闭不严、管道泄漏或通风不良，煤矿瓦斯爆炸。

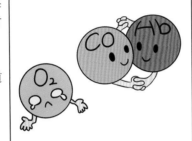

懂症状

1. 轻度：头晕头痛、眼花、耳鸣、恶心呕吐、心慌、乏力。

2. 中度：多汗、烦躁、皮肤苍白、意识模糊，困倦乏力。

3. 重度：神志不清，牙关紧闭，全身抽搐，大小便失禁，面色口唇呈樱桃红。

会急救

1. 迅速转移到空气新鲜的场所

2. 有条件尽快吸氧或高压氧治疗

晓原理

一氧化碳（CO）被吸入后，立即与血红蛋白（Hb）结合，形成稳定的碳氧血红蛋白（COHb），影响氧合血红蛋白（HbO_2）的解离，阻碍氧的释放和传递。

会急救

3. 侧卧位，清理呼吸道

4. 注意保暖休息

5. 清醒后注意观察家有无神经系统后遗症

会急救

1. 迅速转移到空气新鲜的场所。

2. 有条件者尽快吸氧或高压氧治疗。

3. 侧卧位，清理呼吸道。

4. 注意保暖休息。

5. 清醒后注意观察有无神经系统后遗症。

巧预防

1. 煤炉烟囱安装要合理，没有烟囱的煤炉，夜间要放在室外。

2. 开车时，不要让发动机长时间空转，定期开窗通风

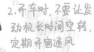

3. 使用合格燃气热水器

4. 安装一氧化碳报警器

巧预防

1. 煤炉烟囱安装要合理，没有烟囱的煤炉，夜间要放在室外。

2. 开车时，不要让发动机长时间空转，定期开窗通风。

3. 使用合格燃气热水器。

4. 安装一氧化碳报警器。

35

十三、祸从口出，病从口入——细菌性食物中毒

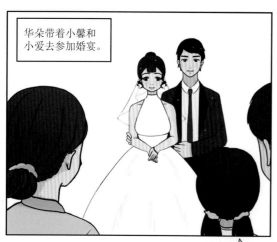

华朵带着小馨和小爱去参加婚宴。

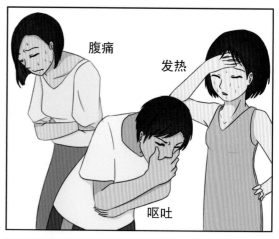

腹痛

发热

呕吐

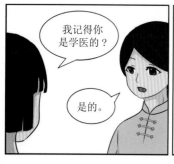

我记得你是学医的？

是的。

麻烦您过来看看，这边！

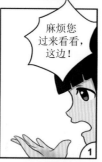

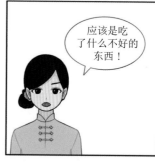

应该是吃了什么不好的东西！

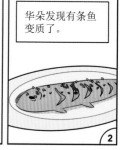

华朵发现有条鱼变质了。

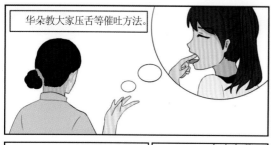

华朵教大家压舌等催吐方法。

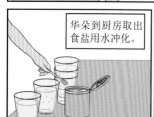

华朵到厨房取出食盐用水冲化。

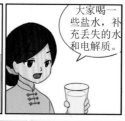

大家喝一些盐水，补充丢失的水和电解质。

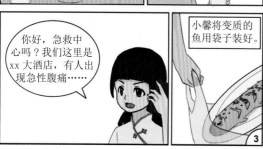

你好，急救中心吗？我们这里是xx大酒店，有人出现急性腹痛……

小馨将变质的鱼用袋子装好。

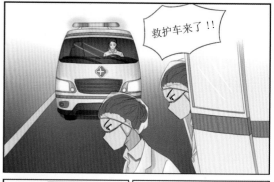

救护车来了！！

华朵将发病者送上急救车。

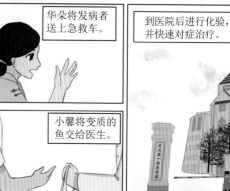

到医院后进行化验，并快速对症治疗。

小馨将变质的鱼交给医生。

知源头

引起细菌性食物中毒的食物主要来自肉、蛋、奶类及水产品；植物性食物包括剩饭菜、糯米凉糕、豆制品及面类发酵食品等。

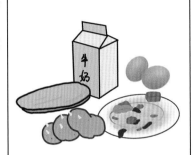

懂症状

症状以急性胃肠炎为主，进食后半小时至数小时发病，有恶心、呕吐、腹泻，腹痛，头痛，全身乏力和发冷等。中毒严重者可因为脱水、酸中毒、休克、呼吸衰竭而危及生命。

会急救

1.尽快催吐

2.卧床休息

3.多喝淡盐水或淡糖盐水

4.尽快送医

5.剩余的食物送检

细菌性食物中毒

细菌性食物中毒是由进食被细菌或细菌毒素污染的食物而引起的急性感染中毒性疾病。

巧预防

1.注意饮食卫生，不吃剩菜 2.食材生熟分开，餐具消毒

3.切勿生食肉类，食物烧熟做透 4.合理储存食材

会急救

1.尽快催吐。
2.卧床休息。
3.多喝淡盐水或淡糖盐水，补充丢失的水分和电解质。
4.尽快送医。
5.剩余的食物送检。

巧预防

1.注意饮食卫生，不吃剩菜。
2.食材生熟分开，餐具消毒。
3.切勿生食肉类，食物烧熟做透。
4.合理储存食材。

十四、远离"电老虎"，守住生命线——触电

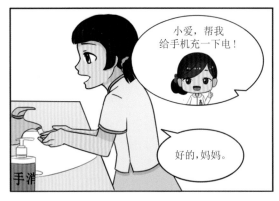

小爱，帮我给手机充一下电！

好的，妈妈。

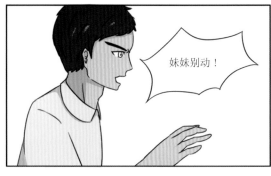

妹妹别动！

小爱未擦干净手，用湿漉漉的手将手机充电器的插头插向插座。

小馨赶紧过去将手机充电器从小爱手里拿走。

哥哥，怎么了？

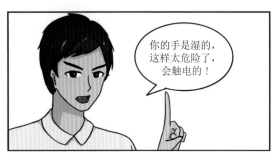

你的手是湿的，这样太危险了，会触电的！

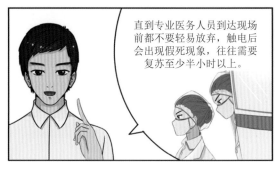

直到专业医务人员到达现场前都不要轻易放弃，触电后会出现假死现象，往往需要复苏至少半小时以上。

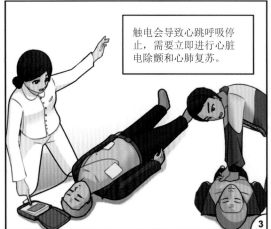

触电会导致心跳呼吸停止，需要立即进行心脏电除颤和心肺复苏。

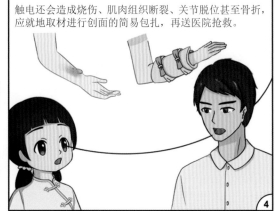

触电还会造成烧伤、肌肉组织断裂、关节脱位甚至骨折，应就地取材进行创面的简易包扎，再送医院抢救。

触电

"救"在身边，小薯提醒：

知分类

1.电流伤（触电）：电流通过心脏，引起心搏骤停，对延髓中枢的损害可导致呼吸衰竭、呼吸停止。

2.电烧伤：多见于高压电，轻者仅仅有皮肤的损伤，严重者损伤范围大，可深达肌肉、血管、神经甚至骨骼。

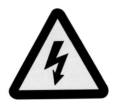

当心触电

懂症状

轻者有惊吓、触电肢体发麻、心悸、头晕、乏力的表现，一般可自行恢复。

重者会出现强直性肌肉收缩、昏迷、休克、心室颤动。

如何避免雨中触电

1. 在暴雨期间外出，应远离架空供电设备

2. 途经户外低洼地带时，应远离供电设备

3. 发现有电线断落在地上，切勿接触，应离开落地电线8米以外，并及时通知供电部门

应急救护原则

1.迅速切断电源。

2.不要用手直接碰触伤员，在确定不带电的情况下立即开始救护。

3.在浴室或潮湿地方，救护者要穿绝缘的胶鞋，戴胶皮手套或站在干燥木板上。

如何避免雨中触电

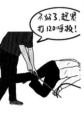

不好了，起贤打120呼救！

4.室内若被水淹，为防止电器进水漏电，应及时断开电源总开关

5.发生触电事故时不可赤手救人，须关电源或用绝缘器将触电者与电分离后施救并报急救中心

如何避免雨中触电

1. 在暴雨期间外出，应远离架空供电设备。

2.途经户外低洼水淹地带时，应远离供电设备。

3. 发现有电线断落在地上，切勿接触，应离开落地电线8米以外，并及时通知供电部门。

应急救护原则

1. 迅速切断电源

2.不要用手直接触碰伤员

3.在浴室或潮湿地方，救护者要穿绝缘的胶鞋，戴胶皮手套或站在干燥木板上

如何避免雨中触电

4.室内若被水淹，为防止电器进水漏电，应及时断开电源总开关。

5.发生触电事故时不可赤手救人，须关电源或用绝缘器将触电者与电分离后施救并报急救中心。

39

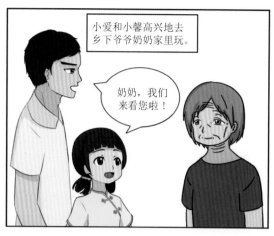

小爱和小馨高兴地去乡下爷爷奶奶家里玩。

奶奶，我们来看您啦！

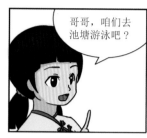

哥哥，咱们去池塘游泳吧？

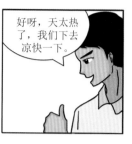

好呀，天太热了，我们下去凉快一下。

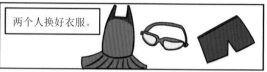

两个人换好衣服。

爷爷家后面有一个池塘。

刚到了池塘边，两人就迫不及待地下水了。

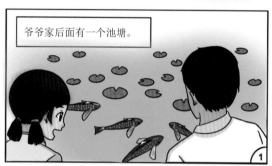

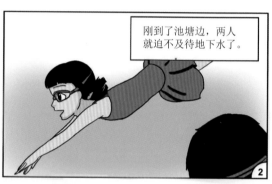

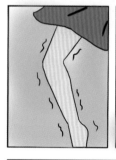

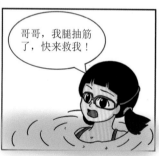

哥哥，我腿抽筋了，快来救我！

小馨连忙游到小爱身旁。

采用仰泳的姿势，将小爱带到池塘边。

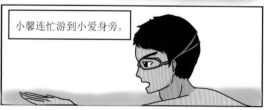

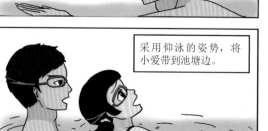

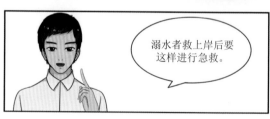

溺水者救上岸后要这样进行急救。

1. 清除口鼻异物，保持呼吸道通畅、检查生命体征。溺水者尽量侧卧使口鼻自动排出液体。

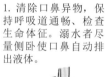

2. 呼吸心跳停止者，立即行心肺复苏，直至医务人员到达。

3. 有呼吸心跳，但意识不清，注意保持呼吸通畅，观察呼吸、心跳变化。

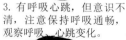

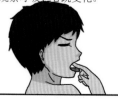

4. 溺水者自主能力正常可协助催吐，注意避免误吸，观察病情，保暖，等待专业救援。

溺水

"救"在身边，小爱提醒：

"六不准" 1. 不准私自下水游泳。 2. 不准擅自与他人结伴游泳。 3. 不准在无家长陪同下游泳。		"六不准" 　4. 不准到无安全设施、无救护人员、无安全保障的水域游泳。 　5. 不准到不熟悉的水域游泳。 　6. 不准不会水性者擅自下水施救。
六不准 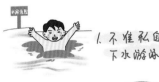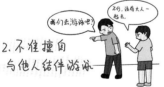	六不准 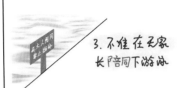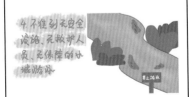	六不准 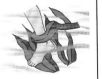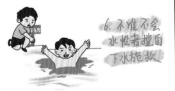
"八避免" 　1. 避免去正在采沙的河道游泳。 　2. 避免去水库主干渠游泳。 　3. 避免在危险地段推拉玩闹、清洗衣物、打捞物品等。 　4. 避免雨中、雨后在河道、湖塘、井池边行走，避免雨中单独过桥、渠道、堤坝。	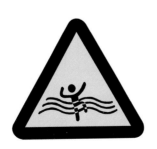 当心溺水	"八避免" 　5. 避免去人迹罕至的水域游泳。 　6. 避免在恶劣气候条件下游泳，如正午暴晒期间、高温季节、天气多变时刻等。 　7. 避免到深水区、冷水区游泳。 　8. 避免到污染严重、水质差的水域游泳。

41

十六、皮肤娇嫩，惧怕高温——烧烫伤

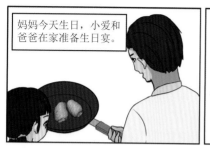

妈妈今天生日，小爱和爸爸在家准备生日宴。

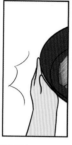

哎呀，怎么办！！

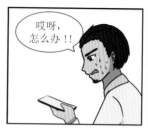

烫伤怎么办？热油烫伤怎么办？

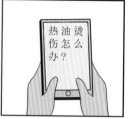

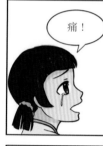

痛！

快用冷水冲一下！

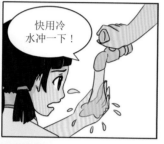

以前土办法有涂牙膏、酱油、香油、鸡蛋清，还可以涂紫药水。

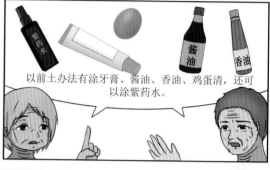

5分钟后，小爱关了水龙头，发现手上起了水疱。

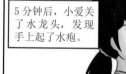

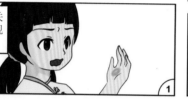

要烤来吃吗？

呃……

1

2

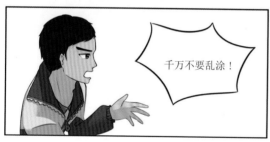

千万不要乱涂！

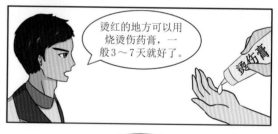

烫红的地方可以用烧烫伤药膏，一般3～7天就好了。

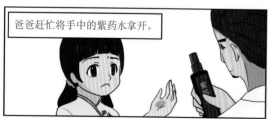

爸爸赶忙将手中的紫药水拿开。

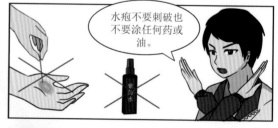

水疱不要刺破也不要涂任何药或油。

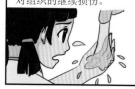

用自来水冲洗或浸泡降温直到疼痛缓解，避免余热对组织的继续损伤。

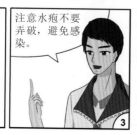

注意水疱不要弄破，避免感染。

3

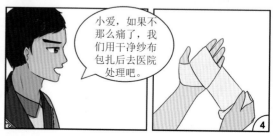

小爱，如果不那么痛了，我们用干净纱布包扎后去医院处理吧。

4

烧烫伤

"救" 在身边，小薯提醒：

误区

1. 不能涂抹鸡蛋清，因生鸡蛋含有沙门菌，可导致感染甚至死亡。

2. 烧烫伤不可涂牙膏、紫药水、酱油、香油，会影响医生的判断和处理。

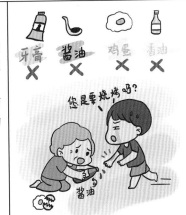

学急救

1. 冲洗。
2. 脱衣。
3. 浸泡。
4. 遮盖。
5. 送医。

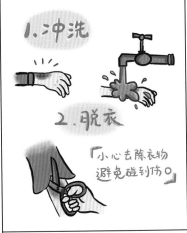

1. 冲洗

2. 脱衣

「小心去除衣物避免碰到伤口」

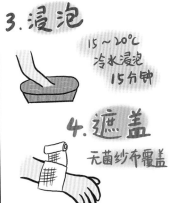

3. 浸泡

15～20℃冷水浸泡15分钟

4. 遮盖

无菌纱布覆盖

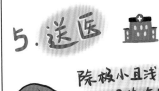

5. 送医

除极小且浅（仅一度烧伤）应立即前往附近的医院做进一步处理

会识别

一度烧伤：红、肿、痛。

浅二度烧伤：红、肿、痛且有水疱形成。

深二度烧伤：伤及真皮深层，创面呈浅红或红白相间。

三度烧伤：创面为深红色、白、黑色，干硬如皮革，感觉不到疼痛。创面无法愈合，必须植皮。

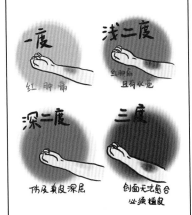

一度 红、肿、痛

浅二度 红肿痛且有水疱

深二度 伤及真皮深层

三度 创面无法愈合必须植皮

严重烧伤处理

严重烧伤者易出现休克，应在休克发生前或休克好转、全身情况较稳定后再转送。如果距离烧伤专科医院很远，可以先在附近的医院紧急处理后再转送。途中要注意观察病人的神志、脉搏、呼吸、尿量等。保持呼吸通畅，继续输液和吸氧。

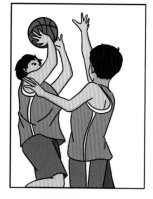

小馨和同学打篮球时不慎扭伤外踝。

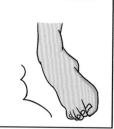

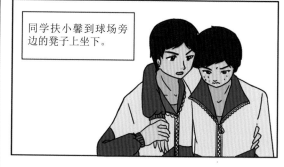

同学扶小馨到球场旁边的凳子上坐下。

痛！

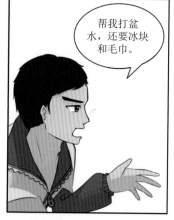

帮我打盆水，还要冰块和毛巾。

小馨将扭伤部位冷敷半小时。

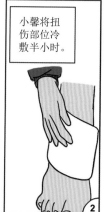

爸爸迅速开车来接小馨。

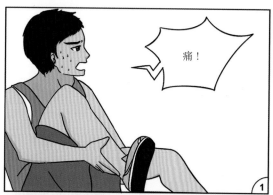

妈妈用弹性绷带给小馨的足踝做 8 字形包扎。

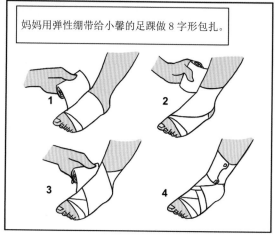

同学拿来椅子，抬起小馨送到车上。

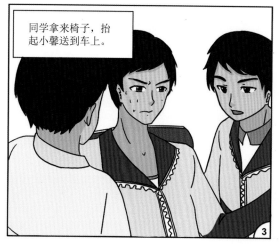

小馨躺在床上，抬高伤脚。

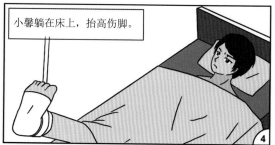

"救" 在身边，小爱提醒：

踝关节

踝关节是人体在运动中首先与地面接触的主要负重关节，体育运动中非常容易扭伤，发生率约占所有运动损伤的 40%。

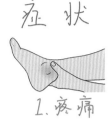

症 状

1. 疼痛

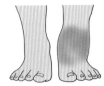

2. 肿胀　3. 皮肤瘀斑

知症状

1. 疼痛。
2. 肿胀。
3. 皮肤瘀斑。

佩戴护具

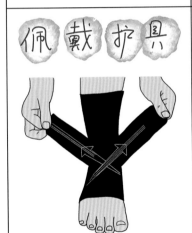

注意事项

伤后 3 周内用护具限制活动，避免负重；急性期过后，进行踝关节全范围锻炼、负重，加强腓肠肌力量，以增强踝关节的稳定性，避免再次扭伤。

RICE原则

1. 休息（REST）

2. 冰敷（ICE）

3. 加压包扎（COMPRESSION）

4. 抬高（ELEVATION）

巧预防

平时进行下肢柔韧性、平衡能力和肌肉力量的练习，以增强稳定性和灵敏度。运动前要做好充分的热身准备活动，运动时可佩戴护具限制关节的过度活动。

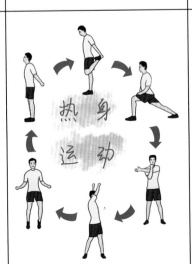

热身运动

晓原则

1. 休息。
2. 冷敷。
3. 加压包扎。
4. 抬高患肢。

十八、山崩地裂——地震

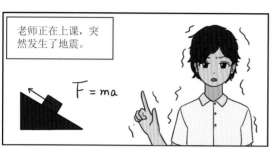

老师正在上课，突然发生了地震。

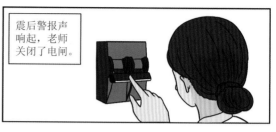

震后警报声响起，老师关闭了电闸。

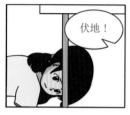

伏地！

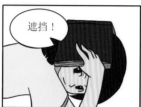

遮挡！

靠门最近的两位同学立即把门打开并固定好。

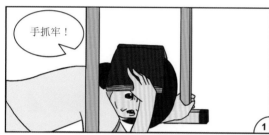

手抓牢！

学生双手护头，前后门各一队有秩序地撤离。

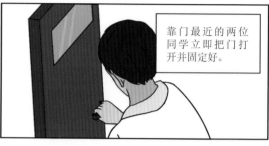

1

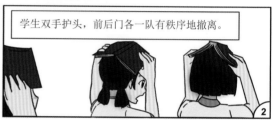

撤离过程中压低身体，小步快移。

2

不要跳窗、跳楼和在楼梯处停留。

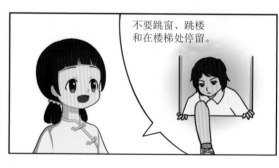

撤离顺序先低层后高层。各班级有老师及临时负责人指挥，迅速转移。

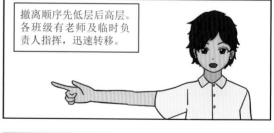

到达操场后，学生双手护头迅速蹲下。

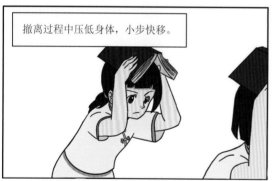

3

疏散时，不要争先恐后，避免碰撞，拥挤，踩伤。

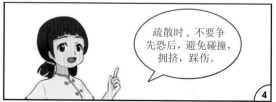

4

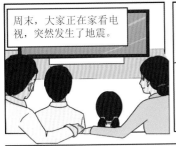
周末，大家正在家看电视，突然发生了地震。

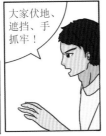
大家伏地、遮挡、手抓牢！

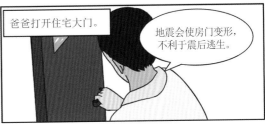
爸爸打开住宅大门。

地震会使房门变形，不利于震后逃生。

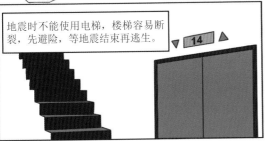
地震时不能使用电梯，楼梯容易断裂，先避险，等地震结束再逃生。

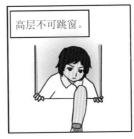
高层不可跳窗。

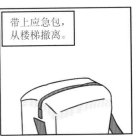
带上应急包，从楼梯撤离。

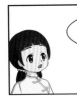
小馨去关煤气阀。

妈妈关闭电源总闸。

四人前往小区外的应急避难场所。

应急避难场所
EMERGENCY SHELTER
（XXX公园）

5

6

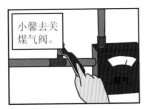
一旦被埋在倒塌的房子里一定要这样做：

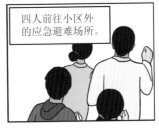
不乱叫，保持体力，用敲击声求救。

咚咚咚

寻找代用食品和水，创造生存条件，以延长生命。

山泉水 山泉水 山泉水

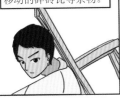
避开身体上方不结实的倒塌物、搬开身边可移动的碎砖瓦等杂物。

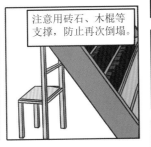
注意用砖石、木棍等支撑，防止再次倒塌。

地震的急救原则是：先救后找、先救后治、先重后轻、先多后少。

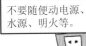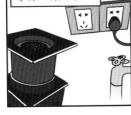
不要随便动电源、水源、明火等。

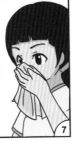
闻到煤气、有毒异味或灰尘太大时，用湿衣物捂住口鼻。

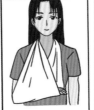
先救治已发现的伤员，后寻找可能存在的伤员：先救命，后治伤。

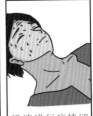
迅速进行病情评估、检伤及分类，并实施紧急救治。

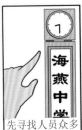
海燕中学
先寻找人员众多的地方，后寻找人员较少的地方。

7

8

地震

"救"在身边，小蓍提醒：

识误区

误区1：触动电源。
误区2：触动水源。
误区3：触摸明火。
误区4：大喊大叫。

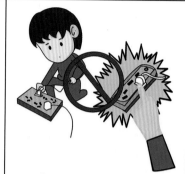

识误区

误区5：使用电梯。
误区6：跳窗户、跳楼。
误区7：在楼梯处停留。

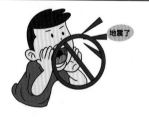

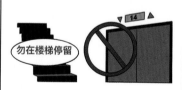

勿在楼梯停留

急救原则

先救后找、先救后治。
先重后轻、先多后少。
伏地、遮挡、手抓牢。

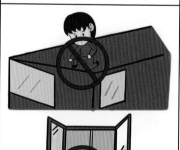

急救方法

1.设法避开身体上方不结实的倒塌物、搬开身边碎砖瓦等杂物，注意用砖石、木棍等支撑防止再次倒塌。

2.闻到煤气、有毒异味或灰尘太大时，用湿衣物捂住口鼻。

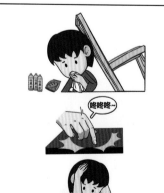

急救方法

3.用敲击声求救。积极寻找代用食品和水，创造生存条件，以延长生命。

4.双手护头，有秩序地撤离，撤离过程中尽量压低身体，小步快移，撤离顺序先低层后高层，有临时负责人指挥，迅速转移。

十九、小心火烛，十面埋伏——火灾

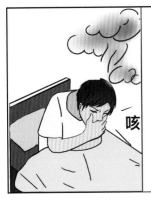

小馨睡眠中被烟呛醒后迅速下床俯身冲出房间。

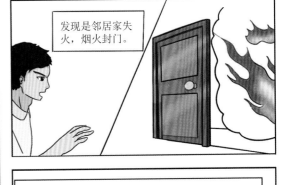

发现是邻居家失火，烟火封门。

小馨用水浸湿毯子包在身上，做好防护措施，尤其是头部；用湿毛巾捂住口鼻，俯身冲了出去，顺手关上门。

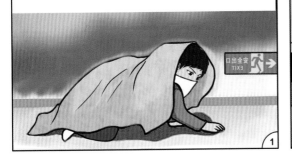

小馨遇到邻居家叔叔，叔叔边咳嗽边说：厨房着火了，火太大，我从消防连廊逃到了这里，可是家里的存折和现金没带走，我想回去看看。

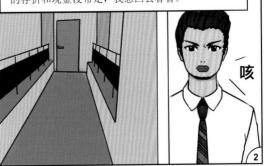

不可以！生命无价。千万不要因为抢救贵重物品而冒险返回燃烧的房间。

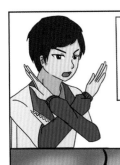

如因火势封锁无法下楼，可到楼顶暂时避难；同时挥动鲜艳衣物等，引起营救人员的注意。高层楼房如果安装了逃生绳就更好了，高层跳楼往往是凶多吉少，是最不可取的逃生方式。

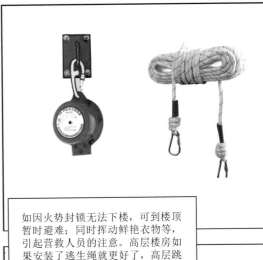

阳台有人挥动着鲜艳的衣物等，以引起大家的注意，消防员快速到达。

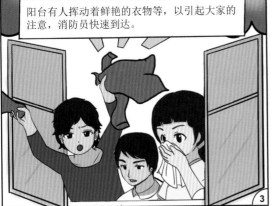

火灾

"救" 在身边，小爱提醒：

逃生口诀

1. 逃生预演，临危不乱。
2. 熟悉环境，牢记出口。
3. 通道出口，畅通无阻。
4. 扑灭小火，惠及他人。
5. 辨别方向，迅速撤离。
6. 不入险地，不贪财物。

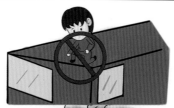

逃生口诀

7. 简易防护，蒙鼻匍匐。
8. 善用通道，莫入电梯。
9. 缓降逃生，滑绳自救。
10. 避难场所，固守待援。
11. 缓晃轻抛，寻求援助。
12. 火已及身，切勿惊跑。

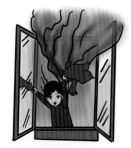

火灾

火灾是指在时间或空间上失去控制的燃烧所造成的灾害。

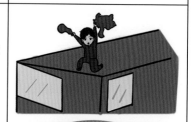

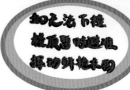

如无法下楼
楼顶暂时避难，
挥动鲜艳衣物

注意要素

1. 切忌慌张、乱跑。
2. 楼层高勿盲目跳楼。
3. 勿乘坐电梯。
4. 保持呼吸道通畅。

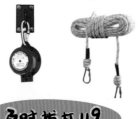

及时拨打119

高层楼房如安装逃生绳
便于逃生！

自救常识

1. 阳台挥动鲜艳衣物。
2. 用水浸湿毯子包在身上。
3. 用湿毛巾捂住口鼻，俯身往外走。
4. 如无法下楼，可到楼顶暂时避难，挥动鲜艳衣物等。

二十、摒弃拥挤，礼让为先——踩踏

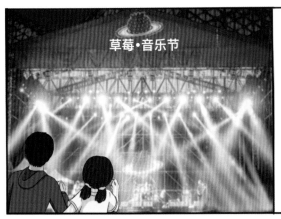

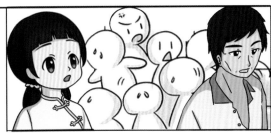

小馨和小爱去参加音乐节，结束时被人流冲散了。出口的地方人群密集，有工作人员在引导人流。 **1**

小馨快速躲到一旁的墙角，呼叫小爱，但是小爱已被卷入人流。

小爱，注意安全，听指挥顺人流方向走，撑开手臂放在胸前，背向前弯，保证呼吸的空间。

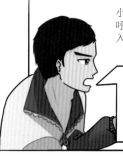

小爱被卷入人流。

小爱按照哥哥说的做。 **2**

小爱双臂交叉，双手握住上臂平抬在胸前撑开，坚持到情况有所好转。

注意有人摔倒了！

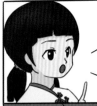

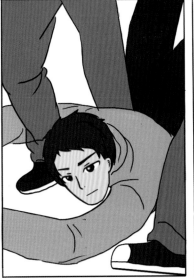

这时候有人鞋子掉了，在蹲下找时引发踩踏事故。人群更加拥挤，有人受伤摔倒并哭喊。 **3**

人群疏散后，有受伤的人倒在地上，会场工作人员和小馨赶来。小馨拨打急救电话，有人在检查伤者，有人在对窒息者进行人工呼吸。

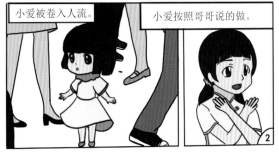

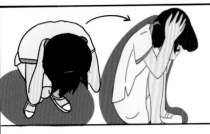

摔倒后，要大声呼救，并尽快站起来！如果没法站立起来时要侧身蜷曲，护颈护头，这样不会伤害重要脏器。 **4**

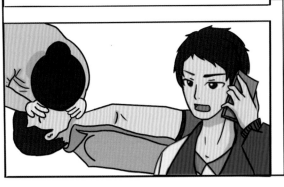

"救"在身边，小薯提醒：

踩踏事故原因

1. 人多。
2. 空间有限，人群集中。
3. 缺乏防范知识和训练。
4. 不了解应急措施。
5. 遇险，惊慌失措，使场面失控。

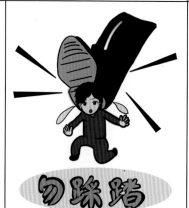

避险原则

1. 勿在人群拥挤处停留。
2. 意外情况，听从指挥，有序撤离。
3. 如果人群向自己的方向涌来时，应快速躲到一旁。
4. 卷入拥挤人群，保持镇静，顺人流方向走。
5. 如果鞋子被踩掉，不要弯腰提鞋、系鞋带或拾物。

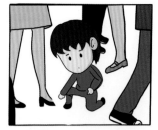
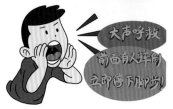

踩踏事件

踩踏事件是指在某一事件或某个活动过程中，因聚集人群过度拥挤，致使部分人因行走或站立不稳而跌倒未能及时爬起，被人踩在脚下或压在身下，短时间内无法及时控制的混乱场面。

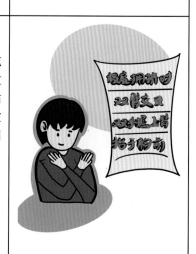

急救方法

1. 前面有人突然摔倒，立即停下脚步，大声呼救。
2. 如果陷入极度的拥挤之中，双臂交叉，双手握住上臂平抬在胸前撑开。

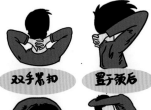
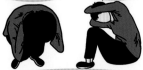

急救方法

3. 万一被人挤倒在地，不要惊慌，设法使身体蜷缩呈球状，双手紧扣、置于颈后，保护好头、颈、胸、腹部重要部位。

二十一、科学防护，利人利己——传染病防护

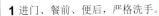

新冠肺炎疫情期间，我们要勤通风、多洗手、讲卫生、常消毒、戴口罩、不扎堆。

七步洗手法

   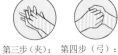

第一步（内）： 洗手掌，流水湿润双手，涂抹洗手液（或肥皂），掌心相对，手指并拢相互揉搓。

第二步（外）： 洗背侧指缝，手心对手背沿指缝相互揉搓，双手交换进行。

第三步（夹）： 洗掌侧指缝，掌心相对，双手交叉沿指缝相互揉搓。

第四步（弓）： 洗指背，弯曲各手指关节，半握拳把指背放在另一手掌心旋转揉搓，双手交换进行。

第五步（大）： 洗拇指，一手握另一手拇指旋转揉搓，双手交换进行。

第六步（立）： 洗指尖，弯曲各手指关节，把指尖合拢在另一手掌心旋转揉搓，双手交换进行。

第七步（腕）： 洗手腕、手臂，揉搓手腕、手臂，双手交换进行。

①

居家生活：不串门、不聚会、戴口罩、勤洗手。

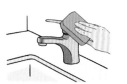

1 进门、餐前、便后，严格洗手。

2 室内保持清洁，不要过度消毒。
水龙头：洗手时清洗水龙头，定期消毒。

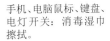

手机、电脑鼠标、键盘、电灯开关：消毒湿巾擦拭。

马桶：先盖马桶盖再冲厕，定时清洁消毒马桶盖。

②

---

1 疫情期间外出时戴口罩、眼镜、外套（双手不可接触口鼻和眼睛），按电梯按钮时用一次性纸巾或打火机、圆珠笔等。

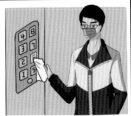

2 进入超市和菜市场快速购物，一日采购多日的必需物品。

3 外出回来后

（1）外穿鞋尽量放在室外，定期用酒精、84消毒液等消毒该处。

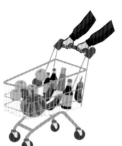 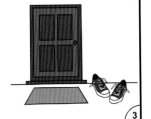

③

（2）外套如不洗涤可挂在进门处，定期用酒精、84消毒液等消毒该处。

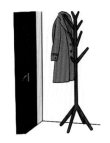

（3）进门换下外出服，不可穿着外出服在家里走动。

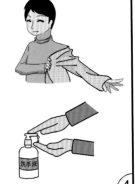 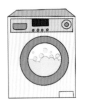

（4）用肥皂或洗手液仔细洗手、洗脸。

④

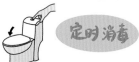

"救" 在身边，小爱提醒：

传染病防护

疫情期间须知

1. 勤通风，多洗手。
2. 讲卫生，常消毒。
3. 戴口罩，不扎堆。

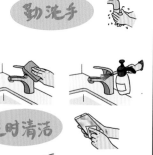

居家消毒

1. 正确洗手是预防感染的最有效措施之一。

2. 自然通风，每天开窗通风换气 2 次，每次 20 分钟

3. 对地面、墙壁、物体等表面定期消毒，喷雾消毒可用 20% 过氧乙酸（1：80）溶液。

4. 对门把手、水龙头等可用 84 消毒液擦拭消毒。

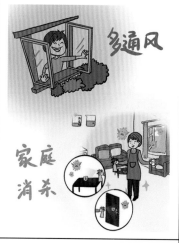

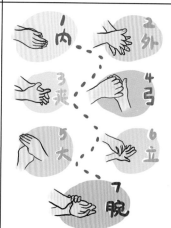

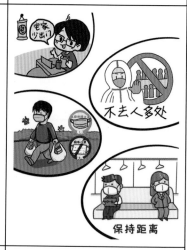

外出防护

1. 佩戴医用外科口罩。
2. 尽量避免乘坐公共交通工具。
3. 避开人流高峰期。
4. 与人交往时保持 1 米以上距离。
5. 可随身携带免洗手消液及消毒湿巾。

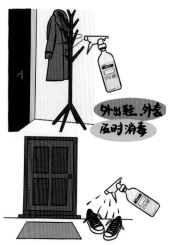

外出注意事项

1. 外出鞋、外套尽量放室外，定期用酒精消毒。

2. 进门换下外出服后换上室内服，不可穿着外出服在家里走动。

3. 用肥皂或洗手液仔细洗手、洗脸。

二十二、图一时之欢，毁一生幸福——艾滋病

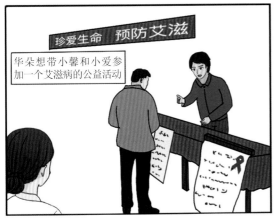

华朵想带小馨和小爱参加一个艾滋病的公益活动

珍爱生命 预防艾滋

妈妈，我们不要去，万一被传染了怎么办！

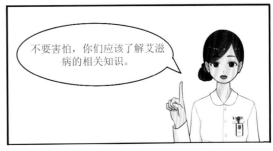

不要害怕，你们应该了解艾滋病的相关知识。

艾滋病传播途径

性传播　　　　血液传播　　　　母婴传播

如何进行紧急阻断？

1. 目前常用的阻断方案
替诺福韦或替诺福韦艾拉酚胺
＋
恩曲他滨或拉米夫定
＋
多替拉韦或拉替拉韦钾片

2. 紧急阻断要注意
（1）开始时间：在暴露后 2 小时内服用为最佳，但 72 小时内都可以，越快越早越好。
（2）持续时间：服用阻断药的时间是 28 天。服药后，可能会出现药物不良反应，坚持按时按量服药是最保险的。

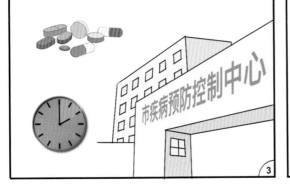

市疾病预防控制中心

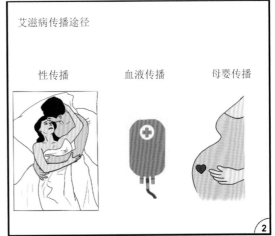

为什么 HIV 暴露后阻断要在 72 小时之内呢？

病毒进入皮下或黏膜后，首先被树突状细胞识别，感染附近的 CD4+T 细胞，再传递给附近的淋巴结，然后进一步扩散。病毒从局部扩散到多个组织，一般需要 72 小时。时间越短，受感染的免疫细胞越少，扩散的范围越小，服用阻断药效果也就越好。

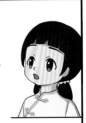
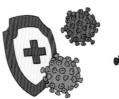

在发生高危行为后应尽早进行充分的、强有力的、多靶点的药物阻断，防止病毒的扩散。药物不会杀死病毒，但病毒会被药物形成的屏障局限在某些细胞里，不会继续复制和扩散。随着时间的推移，这些细胞会在生命周期逐渐死掉，被人体代谢，这样病毒就被从体内清除，使机体避免感染 HIV。

艾滋病

"救" 在身边，小蕾提醒：

预防措施

1. 认识传播途径：艾滋病通过性接触、血液和母婴传播三种途径，与艾滋病患者的日常生活接触不会感染艾滋病。

2. 切断传播途径：把握与异性交往的尺度，自尊、自爱，增强保护意识，学习正确、健康的性知识。

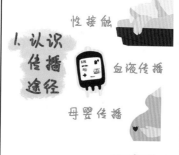

预防措施

3. 学习预防艾滋病的知识，全面了解相关信息，提高自我保护意识，培养健康的生活方式。

4. 拒绝毒品，预防经注射毒品传播艾滋病。

5. 避免不安全注射或输血，预防艾滋病经血传播。

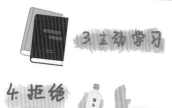
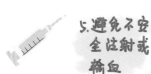

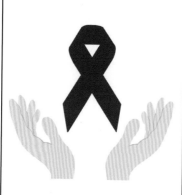

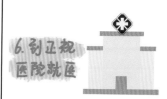

预防措施

6. 到正规医院就医，不去无行医执照的个体诊所注射、输液、补牙等；不去非正规的地方文眉、文身、穿耳洞等刺破皮肤的操作。

7. 到国家指定的正规血站献血。

预防措施

8. 一旦发生易感染艾滋病的危险行为，或怀疑自己可能感染艾滋病时，一定要到当地疾病预防控制中心进行咨询和检测，及时治疗、延缓发病。

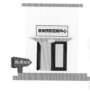

二十三、做心灵的巨人——心理援助

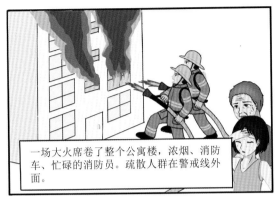

一场大火席卷了整个公寓楼，浓烟、消防车、忙碌的消防员。疏散人群在警戒线外面。

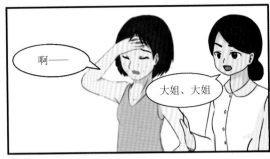

此时，华朵看到一妇女站在人群中，脚下不稳、前后摇摆。

1

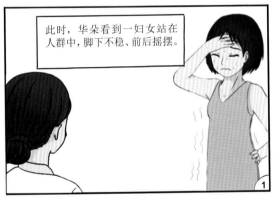

啊——

大姐、大姐

我扶您到那边坐会吧？

没了，全没了，呜——

2

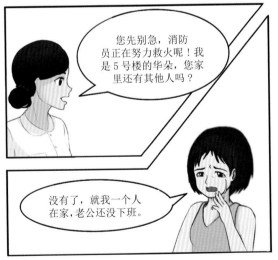

您先别急，消防员正在努力救火呢！我是5号楼的华朵，您家里还有其他人吗？

没有了，就我一个人在家，老公还没下班。

你记得他的电话号码吗？我帮你联系他？

3

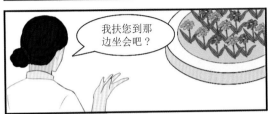

家里起火了，……你快回来啊！

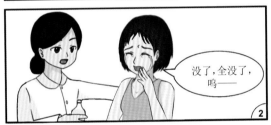

你别太难过，我陪你在这等他回来吧。

哦，然后呢？

我在做饭，突然……

……

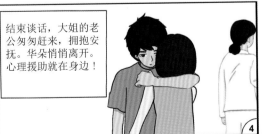

结束谈话，大姐的老公匆匆赶来，拥抱安抚。华朵悄悄离开。心理援助就在身边！

4

"救" 在身边，小爱提醒：

心理急救

在别人经历灾害性压力时，为其提供基本的关怀、安慰和支持。

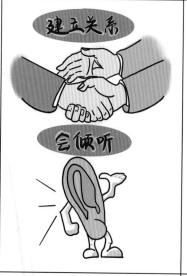

急救原则 PFA

建立关系；帮助他人获得安全、友好、镇定；富于同情心；满足他人的基本需求；倾听；给予实质性的安慰；鼓励积极的应对；帮助他人建立关系；提供及时准确的信息；推荐受灾者寻求专业的心理危机干预援助；结束谈话；照顾自己。

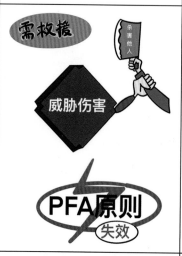

社会心理应激源

突发事件及灾难等外界的刺激需要人们动员自身的心理生理资源或外部资源进行调节，重新适应。这类刺激称为社会心理应激源。

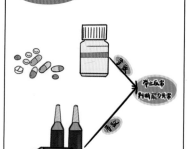

需救援分类

出现以下任何一种情况，应给予帮助，陪伴在身边、拨打110。

（1）威胁伤害他人或自己。

（2）在运用 PFA 原则试图安慰并满足他人的需求后，仍无法使其镇静。

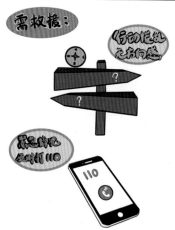

需救援分类

1. 由于用药、酗酒而举止反常，判断能力失常。

2. 行动慌乱，无方向感。说话做事与现实情景背离，可能最终伤害到自己或他人。

要宽容、保持界线、尊重他人隐私、寻求帮助、照顾好自己。